KB266202

3분만 바라보면 눈이 밝아진다

3분만 바라보면 눈이 밝아진다

히라마쓰 루이 지음
정혜주 옮김

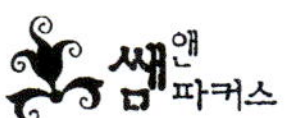

목차

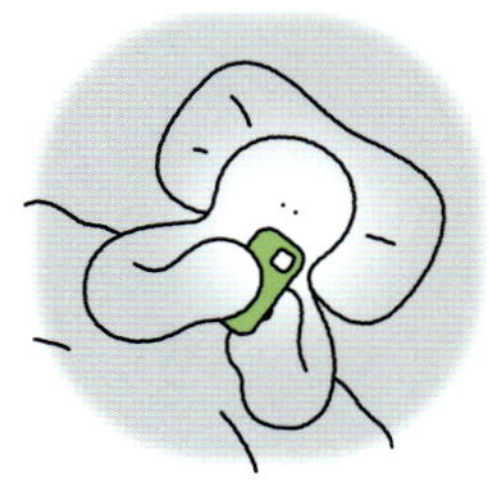

스마트폰과 컴퓨터, 태블릿 같은 전자기기 없이 하루를 보내는 것은 이제 상상하기 어려운 일이 되었습니다. 일상이 편리해진 만큼 우리의 눈은 쉴 틈 없이 일하고 있지요. "저녁이 되면 눈이 침침하고 초점이 잘 맞지 않아요." 안과 전문의로서 15만 명이 넘는 환자를 진료해오면서, 이런 고민을 털어놓는 분들이 해마다 늘고 있음을 느낍니다. 그런데 최근 들어 한 가지 흥미로운 변화가 눈에 띕니다. 이미 눈 건강에 관심을 가지고 간단한 훈련이나 생활 습관을 실천해본 분들조차도 비슷한 고민을 반복한다는 사실입니다.

"처음엔 효과가 있었는데 더 이상 나아지지 않아요." 눈의 기능은 한두 가지 자극만으로 완전히 회복되는 구조가 아닙니다. 일정 수준까지는 누구나 시력 개선을 경험할 수 있지만, 그 이후의 변화를 이끌어내기 위해서는 보다 다양한 자극과 한 단계 깊어진 훈련이 필요합니다. 물론 라식이나 렌즈삽입술처럼 시력 회복을 위한 의료 기술도 있습니다. 하지만 수술에는 부담이 따르고, 비용과 시간 역시 적지 않게 듭니다. 아마 많은 분들이 바라는 것은 더 간편하면서도 안심하고 꾸준히 실천할 수 있는 방법이 아닐까요?

이러한 고민에서 출발해 국내외 논문을 살펴보던 중, '가보르 패치Gabor Patch'를 활용한 시력 훈련법을 접하게 되었습니다. 가보르 패치는 노벨 물리학상을 수상한 물리학자 데니스 가보르 박사가 고안한 특수한 줄무늬입니다. 이 줄무늬를 바라보면 눈으로 들어온 정보를 처리하는 뇌의 시각 영역이 자극되어, 사물을 또렷하게 인식하는 뇌의 처리 능력이 향상됩니다. 노안이나 근시처럼 눈 자체의 상태를 바꾸는 것이 아니라, 뇌에 접근해 '보는 방식'을 개선하는 것이 바로 이 훈련의 핵심입니다.

가보르 패치는 캘리포니아대학교를 비롯한 여러 연구기관에서 효과가 검증된 방법으로, 시력 개선뿐 아니라 인지 기능에도 긍정적인 영향을 줄 가능성이 보고되고 있습니다. 이 훌륭한 방법을 더 많은 분들과 나누고자 《3분만 바라보면 눈이 좋아진다》를 시작으로 '가보르 아이Gabor Eye' 시리즈를 선보이게 되었습니다.

출간 이후 "이 방법이라면 즐겁게 계속할 수 있어요", "온 가족이

함께 하고 있습니다"처럼 반가운 반응도 많이 받았습니다. 한편으로는 "문제 유형이 더 다양했으면 좋겠어요", "기본적인 방법은 해봤는데 그 다음 단계가 궁금해요"라는 요청도 이어졌지요. 그래서 이번 책은 심화 확장판을 염두에 두고 내용을 새롭게 구성했습니다.

단순한 문제뿐 아니라 '다른 그림 찾기'처럼 오락성을 더한 문제도 함께 담아 총 56문항을 균형 있게 구성했습니다. 또한 페이지를 앞뒤로 넘기는 번거로움을 줄이기 위해 각 파트 바로 뒤에 해답을 배치해, 흐름이 끊기지 않고 진행할 수 있도록 했습니다.

눈 건강은 한번에 극적으로 바뀌는 것이 아니라, 매일의 습관이 쌓이며 조금씩 좋아집니다. 그렇기에 즉각적인 효과만을 내세우는 방법에 기대기보다 올바른 방법을 꾸준히 이어가는 것이 중요합니다. 결국 눈을 지키는 일은 여러분의 선택과 실천에 달려 있습니다. 이 책이 작은 계기가 되어 눈의 소중함을 다시 깨닫고, 더 나은 지식을 바탕으로 매일을 더욱 편안하게 보낼 수 있기를 바랍니다.

바쁜 일상 속에서 잠깐의 틈을 내어 이 책을 펼쳤을 때, 당신의 시야가 한층 더 밝고 선명해지기를 바랍니다. 무엇보다 "해보니 즐겁다!"라는 느낌이 들었다면 더 없이 기쁠 것입니다. 오늘부터 가보르 아이로 보는 즐거움을 한층 더 느껴보세요!

- 히라마쓰 루이

시력은 눈만으로
결정되지 않는다

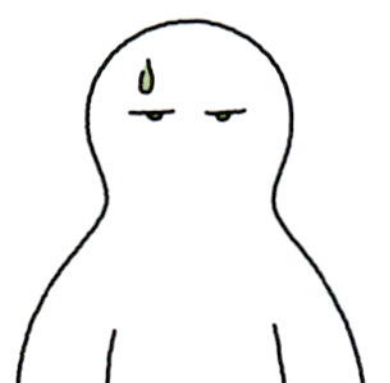

"노안은 누구에게나 오는 것이니 어쩔 수 없지", "근시는 유전이니 방법이 없어." 많은 분들이 이렇게 생각하며 잘 보이지 않는 원인을 눈 자체의 문제로만 여기기 쉽습니다. 하지만 최근에는 '보이는데도 놓치는 위험'에 대한 연구가 주목받고 있습니다.

실제로 스위스 취리히대학교 등에서 실시한 대규모 임상실험 'DO-HEALTH'에서는 시력 검사에서 1.0이 나와도 넘어짐이나 사고 위험이 반드시 줄어들지는 않는다고 보고했습니다. 시력이 좋다고 해서 마냥 안심할 수만은 없는 것입니다.

시력은 눈과 뇌가
함께 결정한다!

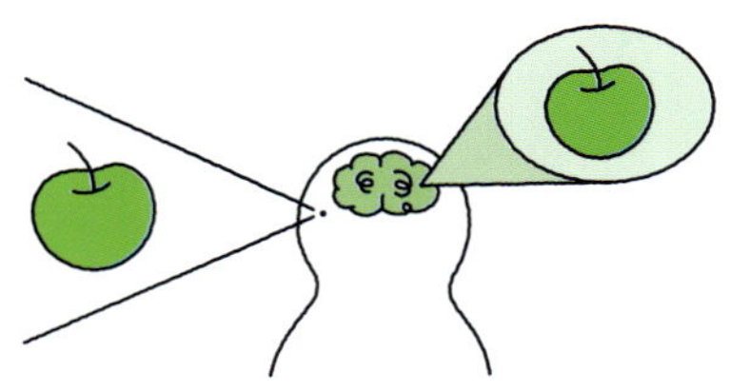

왜 이런 일이 일어나는 걸까요? **핵심은 눈의 성능 자체보다 '어떻게 보느냐', 즉 '보는 방식의 질'과 '뇌의 처리 속도'에 있습니다.**

40대가 되면 "어두우면 잘 보이지 않아요", "사람이 많은 곳에서 쉽게 부딪혀요"와 같은 경험이 늘어납니다. 이는 노안이나 근시 때문만이 아니라, 눈으로 들어온 정보를 뇌가 원활하게 처리하지 못해 생기는 경우도 많습니다.

최근 연구에서도 나이가 들수록 안구뿐 아니라 뇌의 정보 처리 능력도 쇠퇴한다는 사실이 밝혀지고 있습니다. 하버드대학교와 캘리포니아대학교 등 여러 연구기관에서 뇌를 단련하면 시력이나 보는 방식의 질이 개선된다고 보고했으며, 현재 주목받는 연구 주제이기도 합니다.

필요한 것은
뇌에 작용하는 시력 훈련

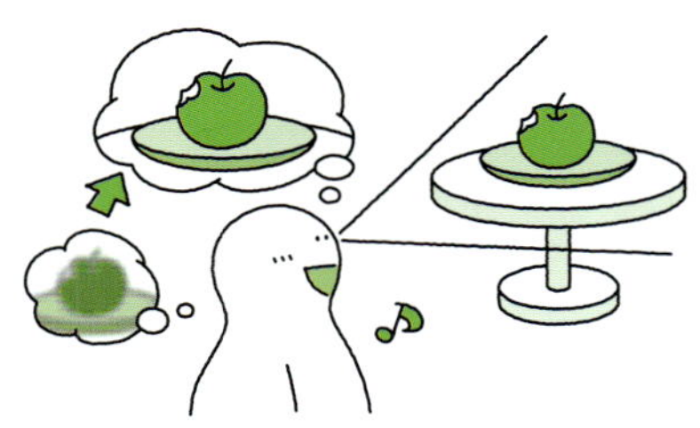

그렇다면 어떻게 해야 뇌의 처리 능력을 높일 수 있을까요? 그 해답 중 하나가 바로 이 책에서 소개하는 가보르 아이입니다. 가보르 패치라고 불리는 특수한 줄무늬를 활용한 시력 훈련법으로, 줄무늬 모양을 비교해 같은 것을 찾아내는 간단한 방식입니다. 퍼즐이나 게임처럼 가볍게 할 수 있으면서도 과학적으로 효과가 입증된 점이 특징입니다.

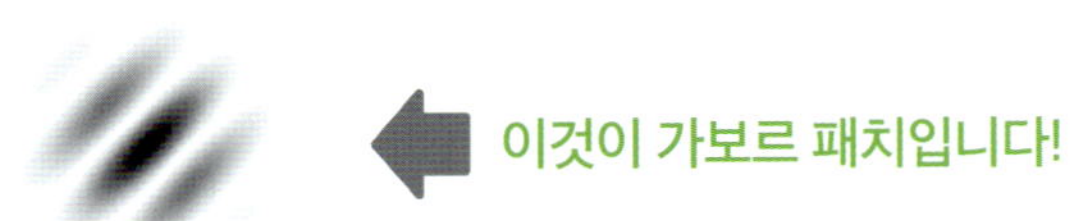

하루 3분만
꾸준히 하면 된다!

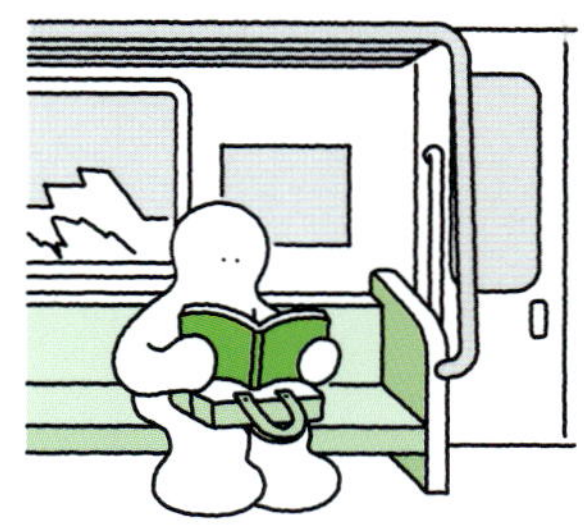

이 책은 전작보다 문제 유형을 더욱 다양하게 구성해, 즐기면서 꾸준히 이어갈 수 있도록 했습니다. 아무리 눈에 좋다고 해도 어렵거나 계속하기 힘들다면 의미가 없습니다. 이 책이라면 하루 3분씩 무리 없이 습관처럼 이어갈 수 있습니다.

오늘부터 하루 3분! 꾸준히 하다 보면 '보는 방식의 질'이 달라지기 시작합니다. 이 책을 펼친 순간부터 당신의 시야는 한층 더 선명하게 넓어질 것입니다.

즐기면서 이렇게까지
잘 보이게 되다니!

다음은 실제로 가보르 아이를 체험한 분들의 솔직한 후기입니다.

시야가 한층 밝아진 느낌이에요!

(40대 여성)

잠깐만 해도 머리가 맑아지고 뇌까지 활발히 움직이는 느낌이 듭니다. 비용 부담도 거의 없고, 간단한 방식이라 틈나는 시간에 부담 없이 할 수 있어 더 마음에 들었습니다. 시야도 한층 밝아지는 것 같아 앞으로도 꾸준히 해보려고 합니다.

무리 없이 꾸준히 할 수 있어요!

(50대 남성)

45세가 넘으면서 "요즘 노안이 점점 심해지는 것 같아" 하고 고민하던 중 가보르 아이를 알게 되었습니다. 처음에는 반신반의했지만, 멍하니 바라보기만 하는 것이 아니라 집중해서 해보니 효과가 확실히 느껴졌습니다. 가보르 아이는 말하자면 눈을 위한 근력 운동과도 같습니다. 하루 3분만 습관처럼 실천하면 무리 없이 계속할 수 있어 지금도 꾸준히 하고 있습니다.

무조건 시도해보세요!

(60대 여성)

7~8년 전쯤 유튜브에서 가보르 아이를 발견해 한동안 따라 해본 적이 있습니다. "이거 괜찮네?" 싶어서 언젠가 이런 책이 나오면 좋겠다고 생각했는데 드디어 만나게 되었네요. 기다렸다는 듯 바로 구입했습니다. 시력이 나빠졌지만 무엇을 해야 할지 몰라 막연히 시간을 보내고 있다면, 이 책은 무조건 시도해볼 가치가 있습니다.

시야가 넓어졌어요!

(60대 여성)

친구가 "한 점을 오래 볼 때 눈이 피곤해진다면, 이거 한번 해봐" 하고 추천해준 것이 가보르 아이였습니다. 게임처럼 재미있고 짧은 시간만 해도 시야가 넓어지는 느낌이 듭니다. 눈에 띄게 효과를 봤다는 친구처럼 저도 꾸준히 해보려고 합니다.

눈의 초점이 맞기 시작했어요!

(70대 남성)

여러 번 반복하다 보니 눈의 초점이 점점 또렷해지고, 가보르 패치도 선명하게 보이기 시작했습니다. 문제를 풀기 전에는 시력이 0.5 정도였는데 꾸준히 하면서 0.8까지 올라갔습니다.

이제 본격적으로
가보르 아이를 시작해봅시다!

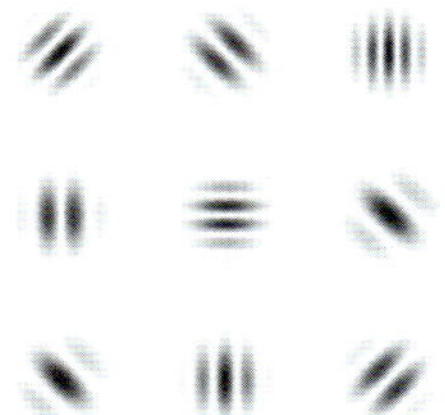

PART 1 기본편

1. 줄무늬(가보르 패치)를 하나 선택합니다.

2. 선택한 줄무늬와 같은 줄무늬를 모두 찾아봅니다.

3. 모두 찾았다면 다른 줄무늬를 선택해 같은 방식으로 반복합니다.

4. 3~10분을 기준으로, 게임을 하듯 즐기며 진행해보세요.

PART 2 응용편

1. [다른 그림 찾기] 좌우 페이지를 비교하며 다른 부분을 찾아보세요.

2. [다른 그림 미로] 좌우 페이지에서 서로 다른 줄무늬가 있는 방향으로만 이동할 수 있는 미로입니다. ➡ 에서 시작해 ➡ 까지 이동해보세요.

매일 다른 문제가 출제됩니다. 다른 줄무늬 찾기, 없는 줄무늬 찾기, 무게 순서대로 배열하기, 같은 줄무늬를 선으로 연결하기 등 중급자와 상급자를 위한 퍼즐에 도전해보세요.

※ 기저 질환이 있는 분은 주치의와 상담한 후 진행하시길 바랍니다.
※ 진행 중 어지럼증이나 불편함을 느끼면 즉시 중단하세요.

1

**밝은 곳에서 책과 눈 사이를
30cm 이상 떨어뜨리고 진행하세요**

너무 가까운 거리에서 계속 응시하면 근시를 유발할 수 있습니다. 일반적인 독서와 같은 환경에서 진행하는 것이 좋습니다.

2

하루 3분, 2주 동안 매일 꾸준히 해보세요

멍하니 10분 동안 하는 것보다 집중해서 3분 동안 하는 것이 더 효과적입니다. 처음 2주는 습관을 들이는 시기이므로 가능하면 매일 진행해보세요.

3

차분하고 조용한 환경에서 진행하세요

사람의 인지 능력에는 한계가 있어 다른 자극이 있으면 쉽게 산만해지고 집중이 흐트러집니다. 가능하면 배경 음악이나 잡음이 없는 환경에서 진행하세요.

4

**콘택트렌즈나 안경, 돋보기를
착용한 상태로 진행해도 괜찮습니다**

중요한 것은 가보르 패치의 줄무늬를 집중해서 보는 것입니다. 시야가 흐릿해 집중하기 어렵다면 콘택트렌즈나 안경, 돋보기를 착용한 상태로 진행하세요.

5

몸 상태에 이상을 느끼면 즉시 중단하세요

가보르 아이는 뇌의 정보 처리 능력을 훈련하는 시력 회복법입니다. 드물게 어지럼증이나 두통이 나타날 수 있으므로, 이상 증상이 느껴지면 즉시 중단하세요.

PART 1

1주 차 ~ 2주 차

이제 본격적으로 시작합니다!
하루 3분, 같은 줄무늬를 찾는 것만으로도 OK!
게임하듯 가볍게 즐기며 진행해보세요.

▶ 정답은 34쪽에

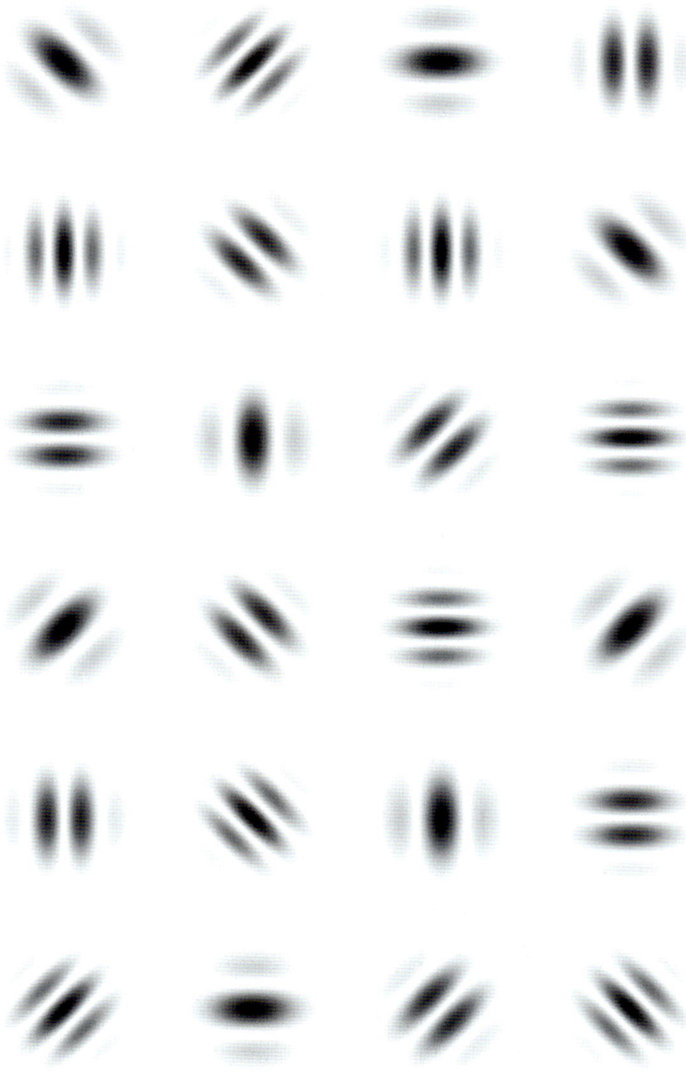

▶ 정답은 34쪽에

정답은 34쪽에

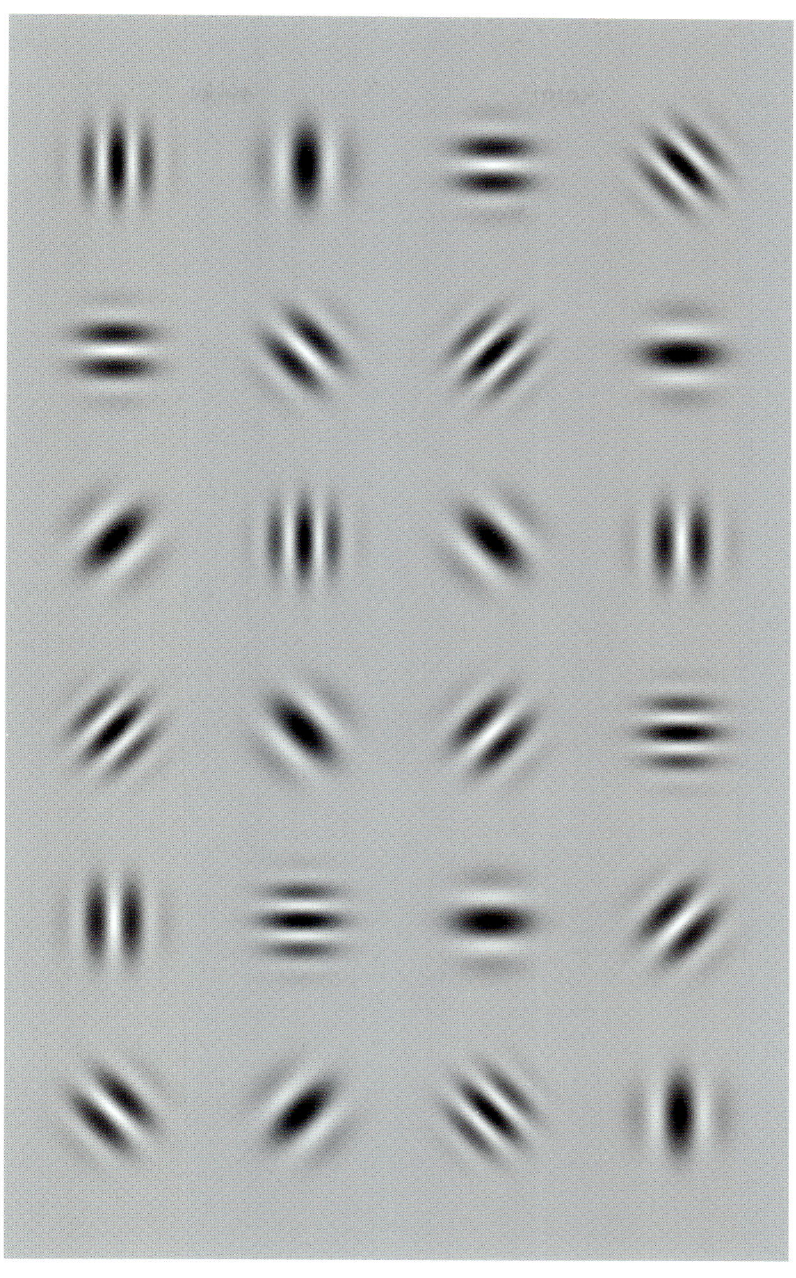

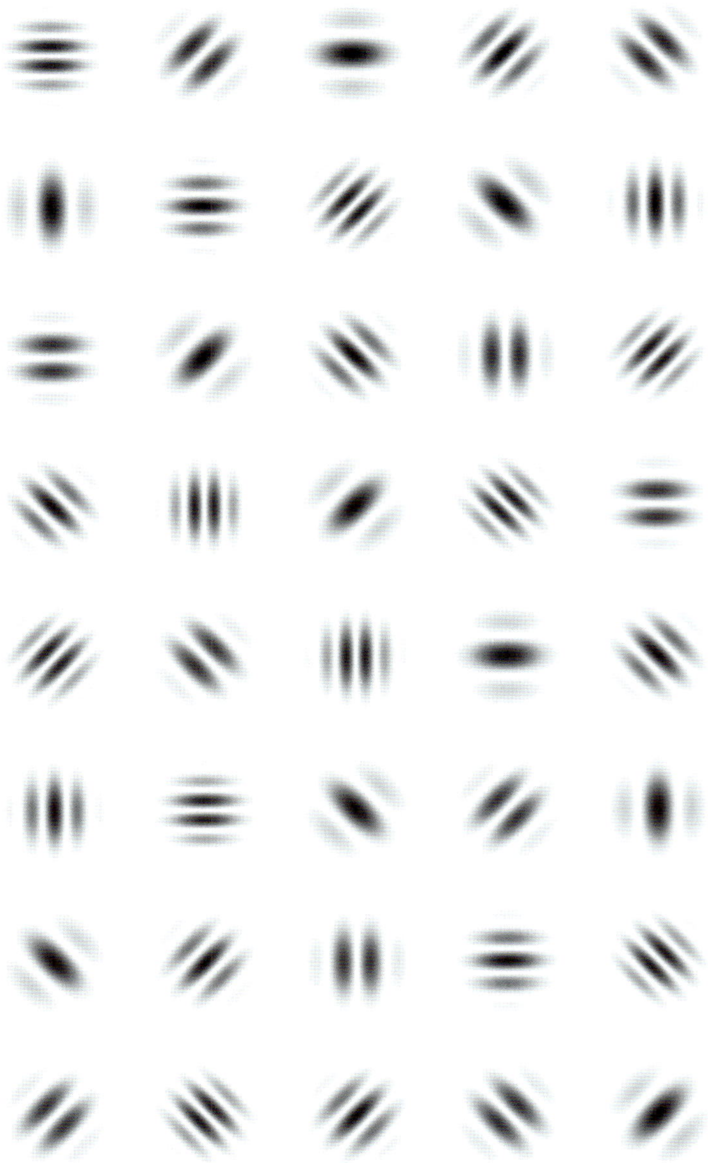

▶ 정답은 35쪽에

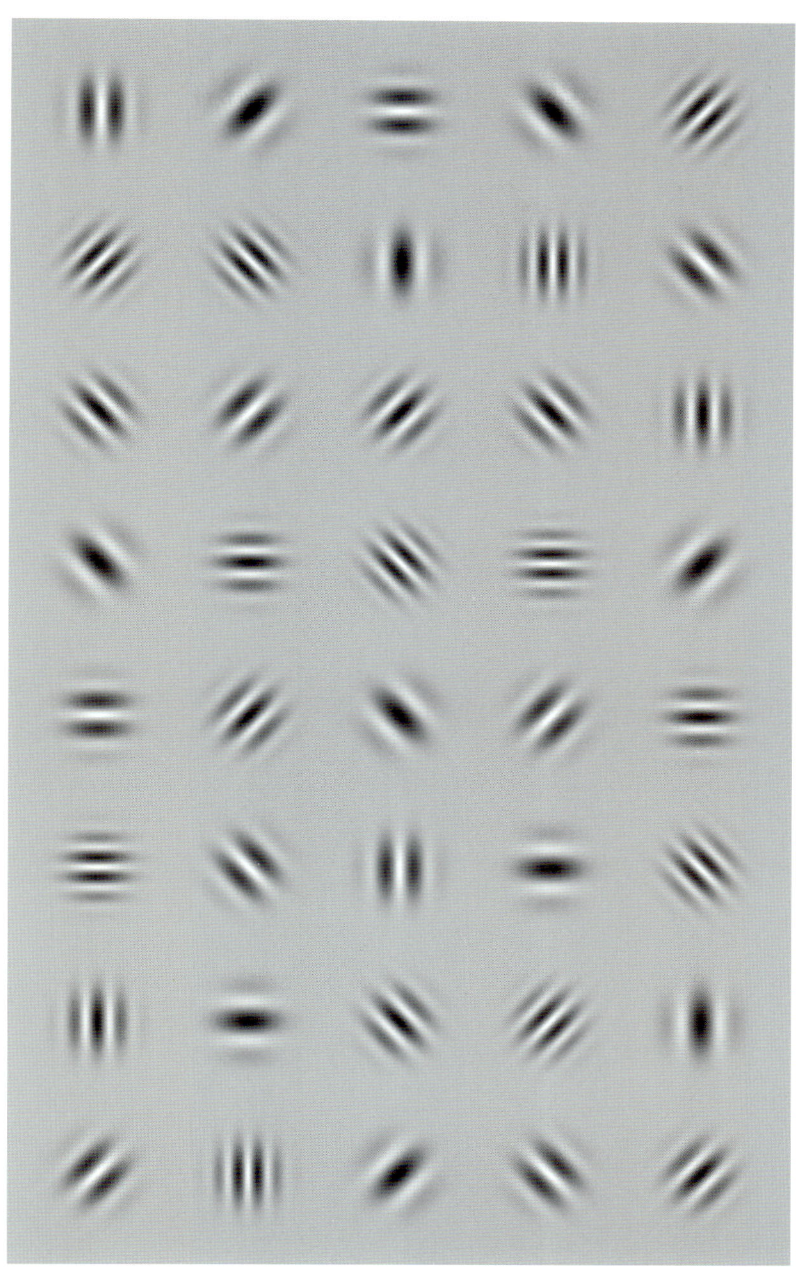
정답은 35쪽에

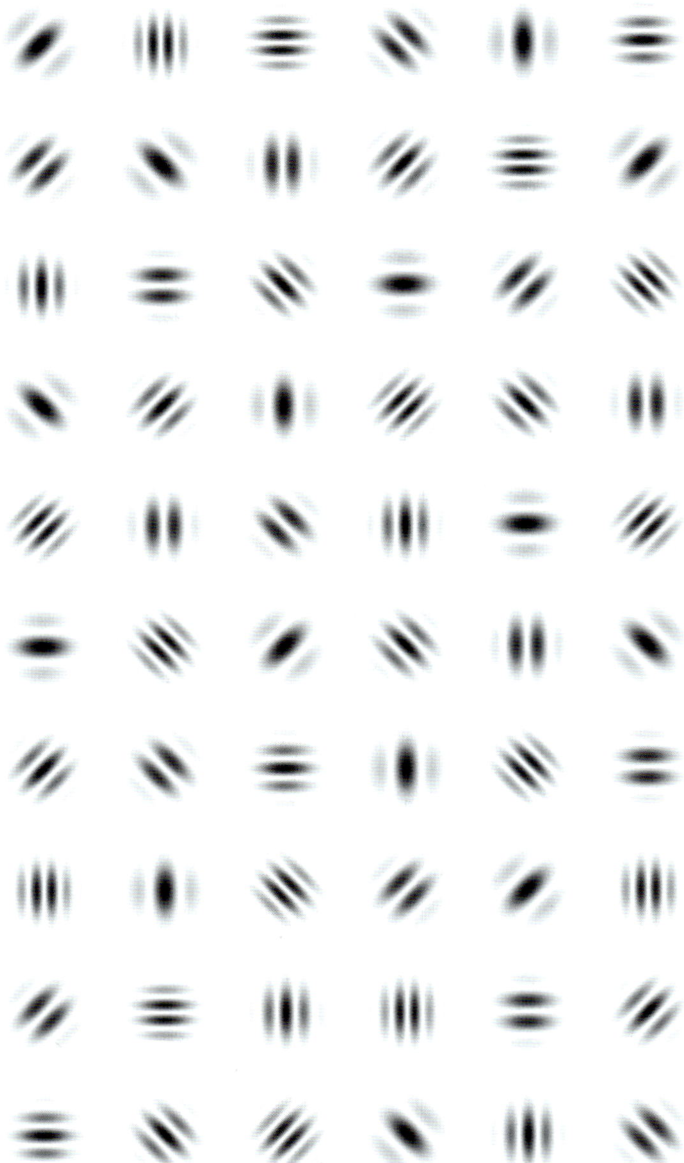

▶ 정답은 35쪽에

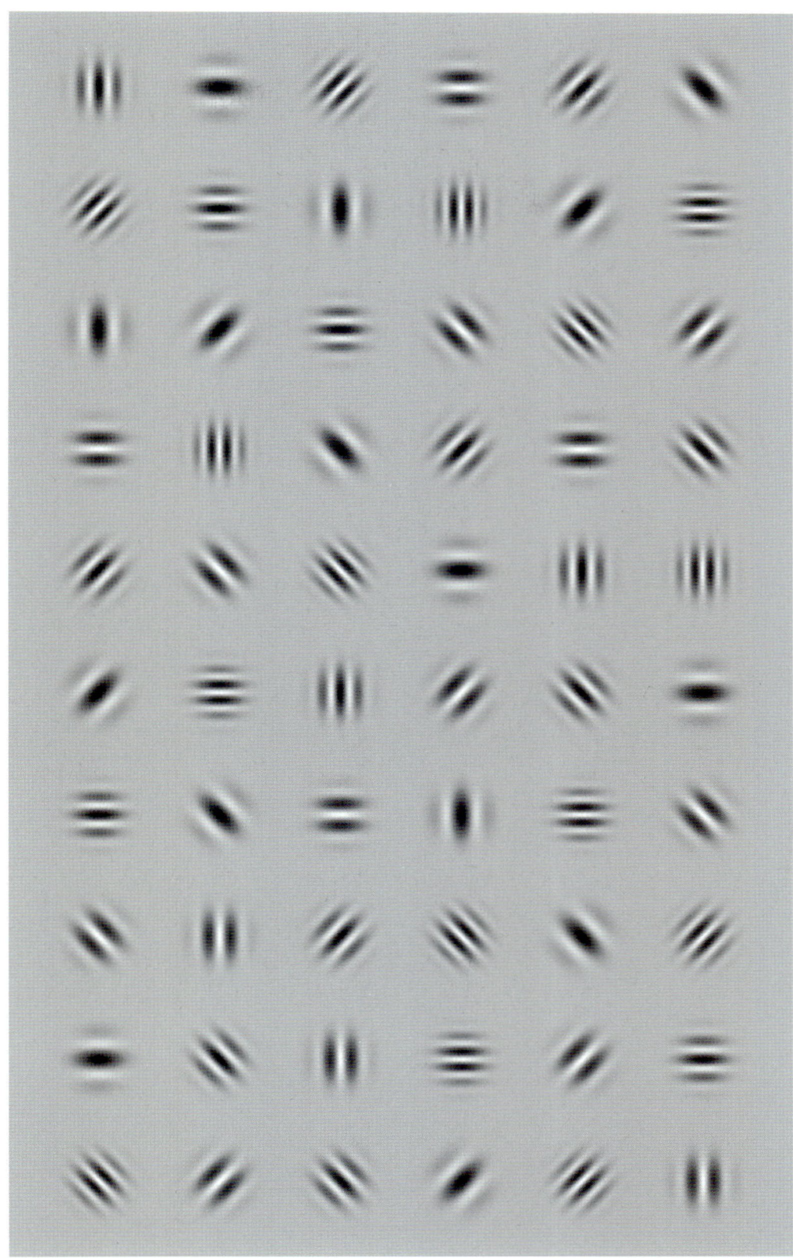

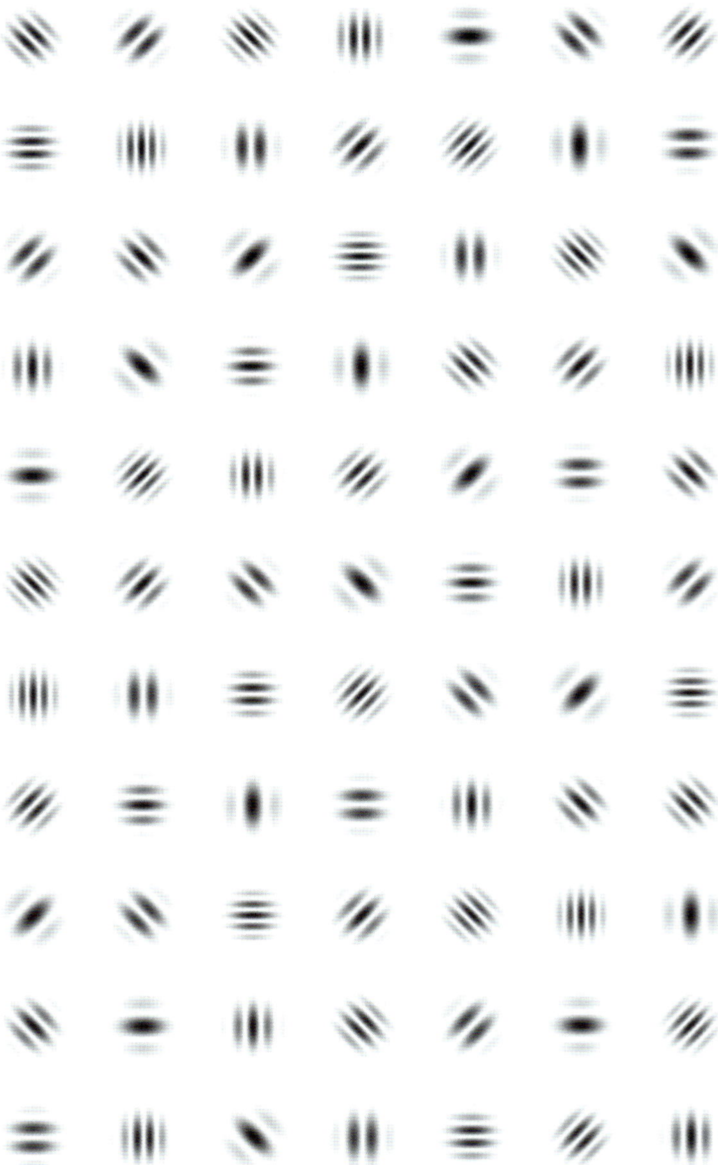

▶ 정답은 36쪽에

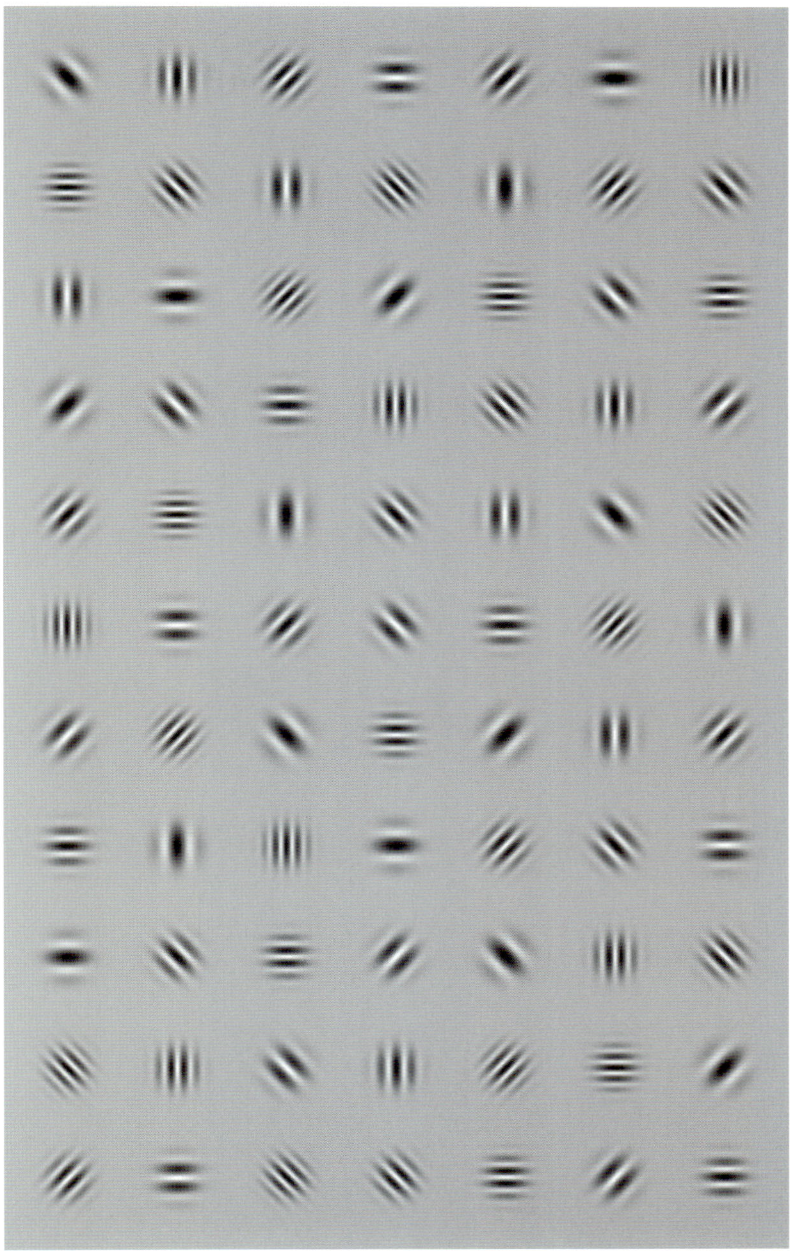

▶ 정답은 36쪽에

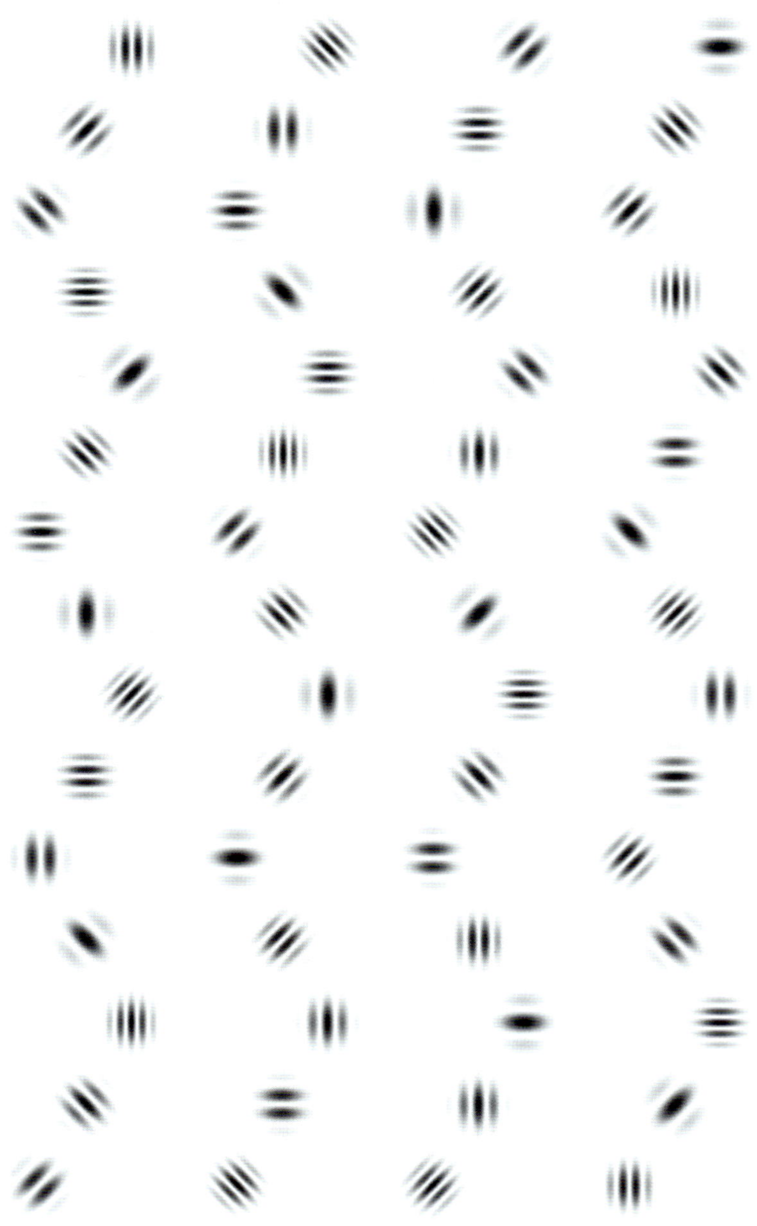

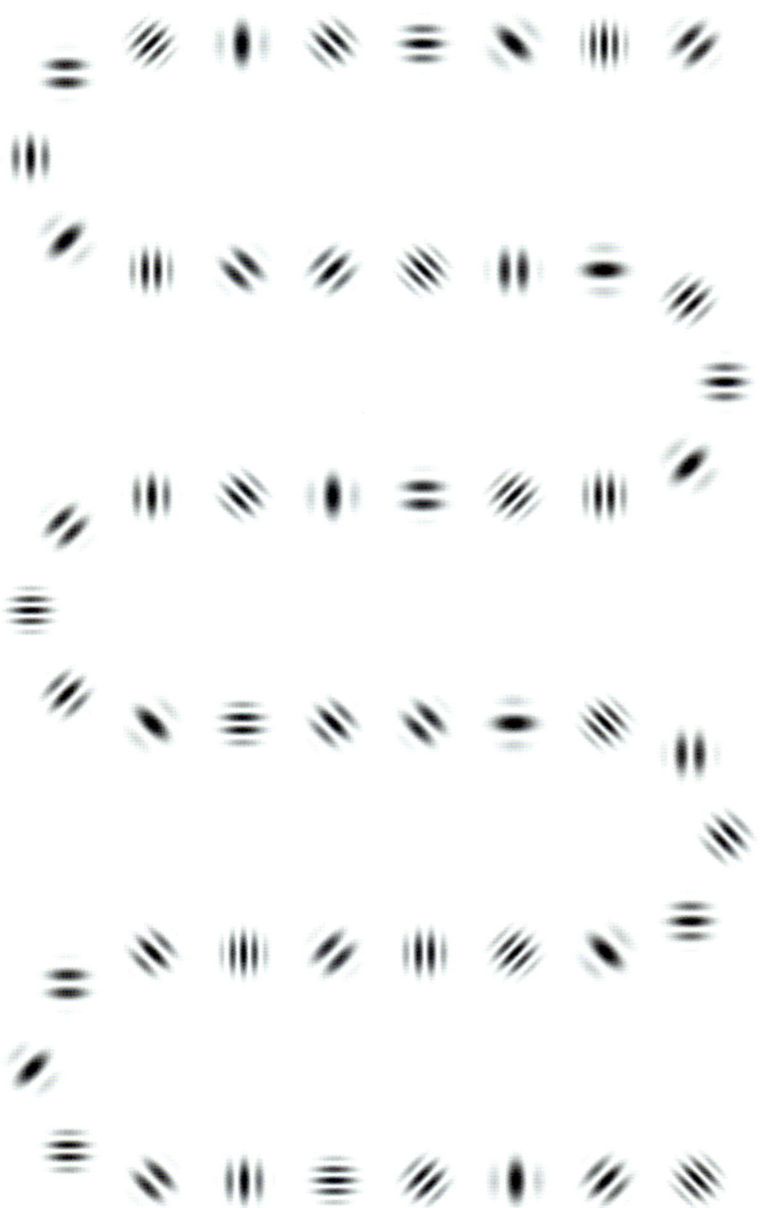

▶ 정답은 37쪽에

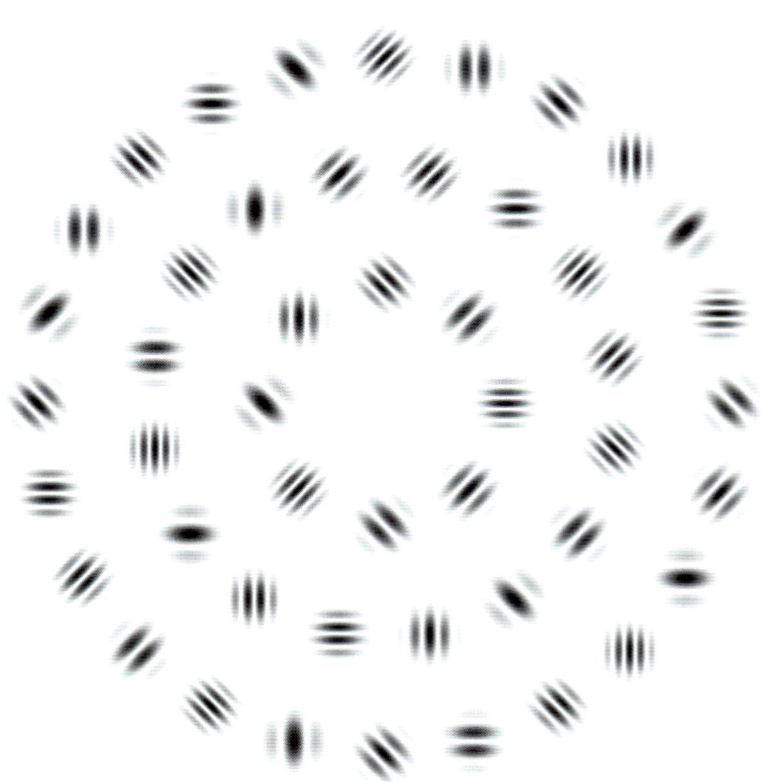

▶ 정답은 37쪽에

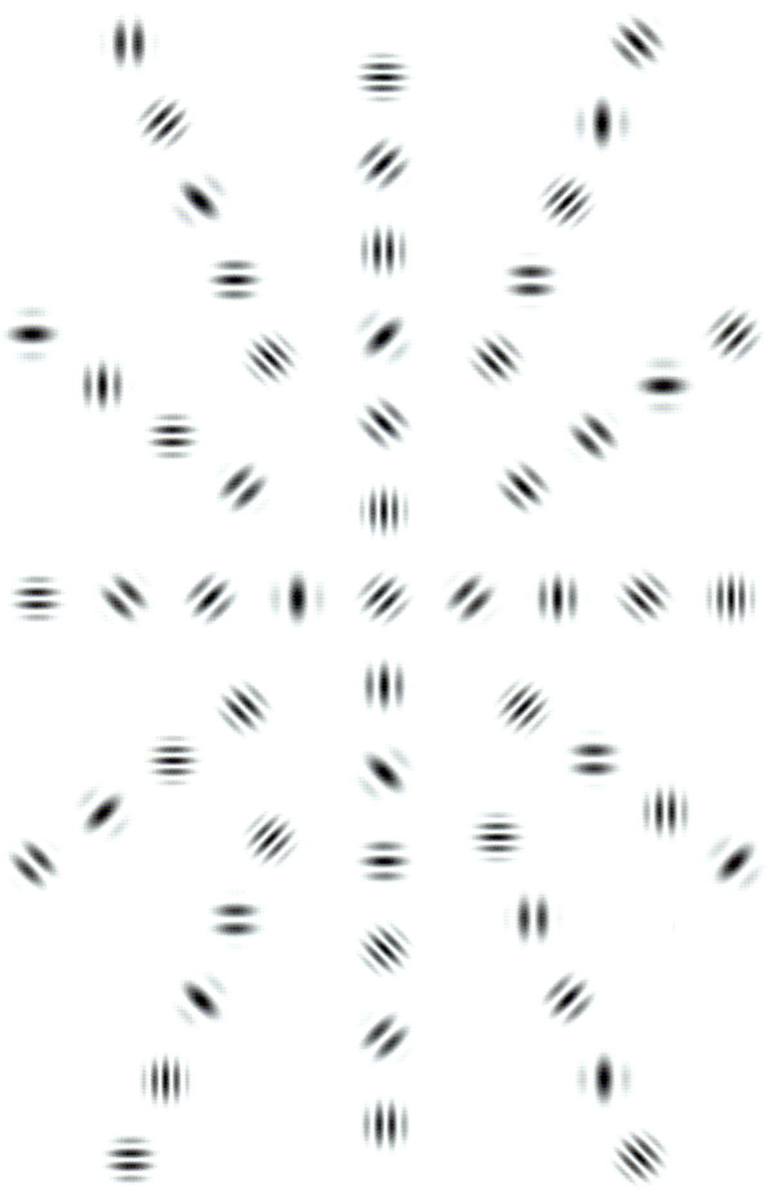

▶ 정답은 37쪽에

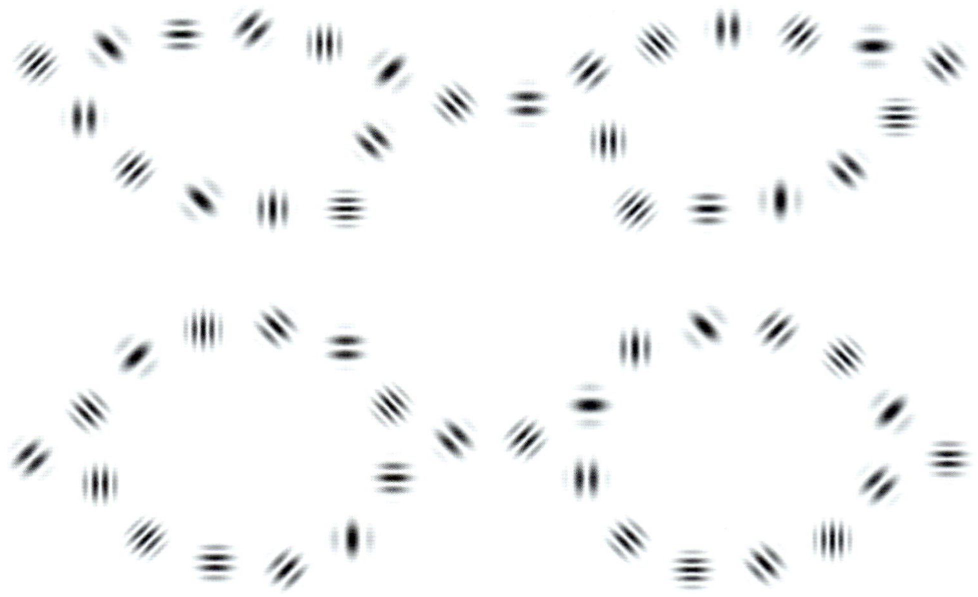

▶ 정답은 37쪽에

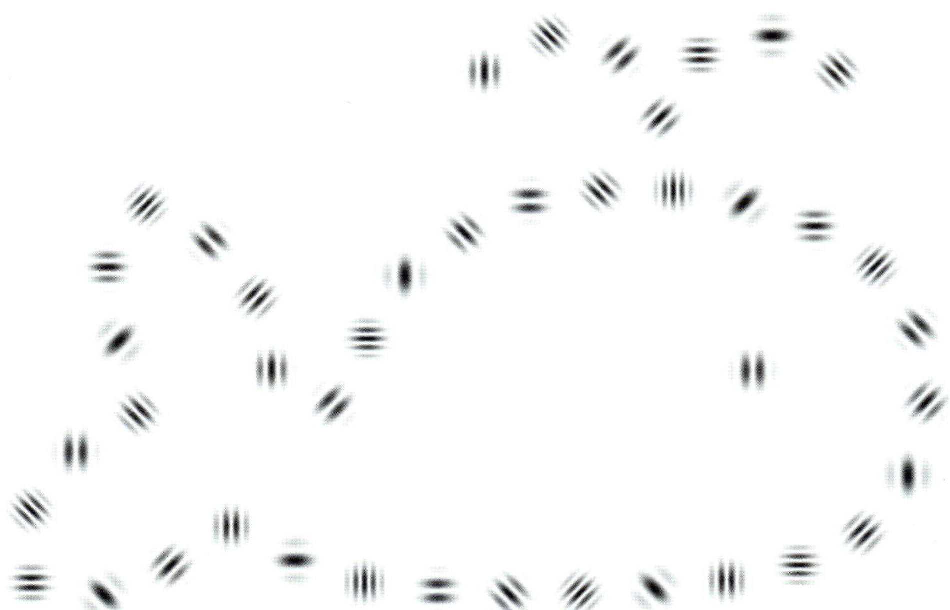

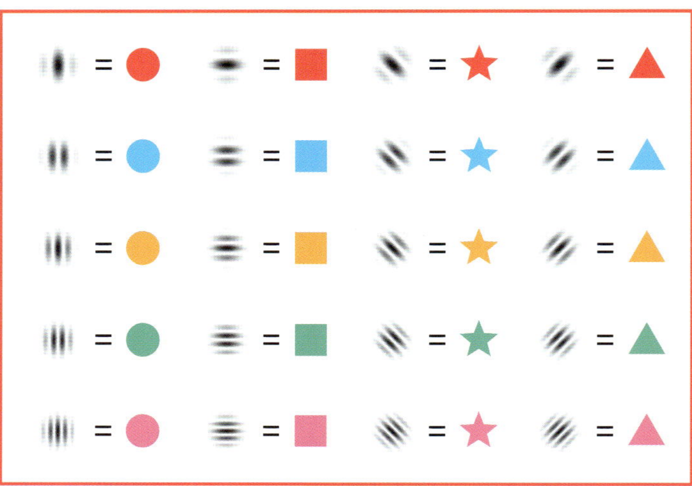

1일 차

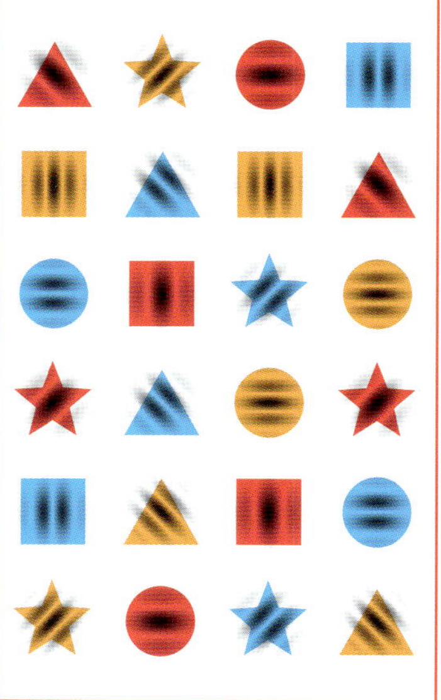

2일 차

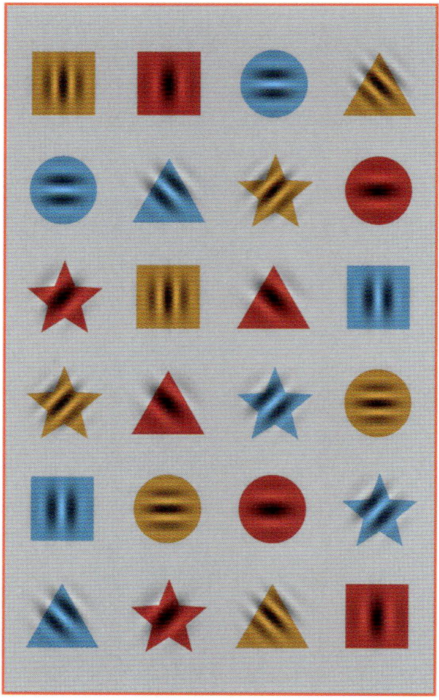

3일 차

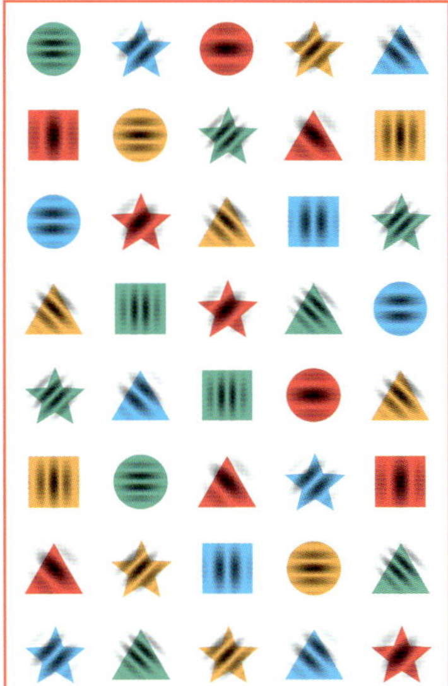

4일 차

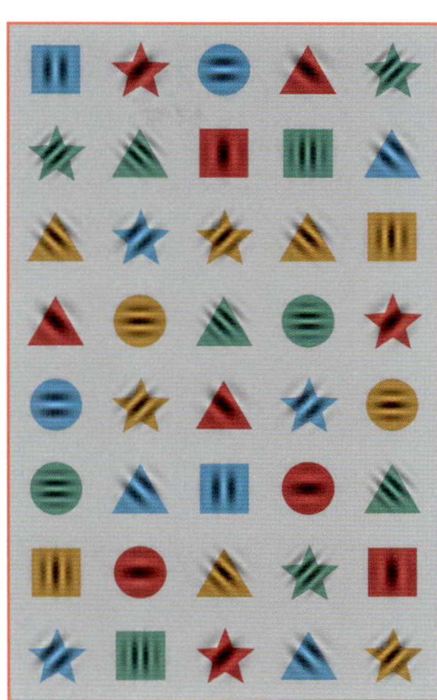

5일 차

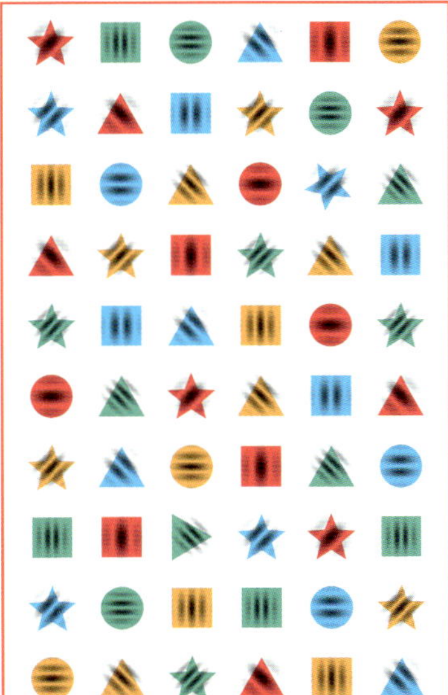

6일 차

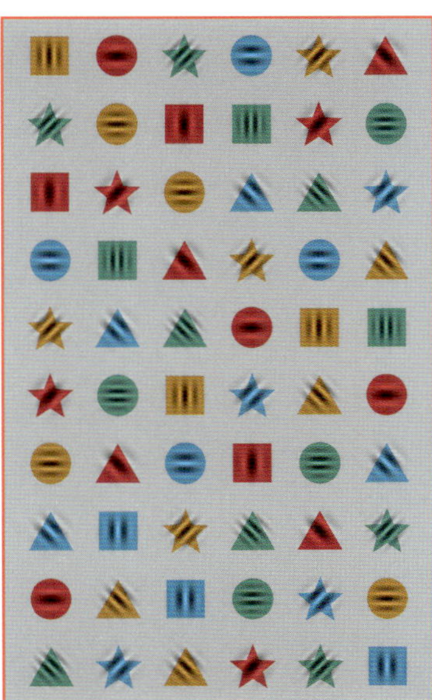

7일 차

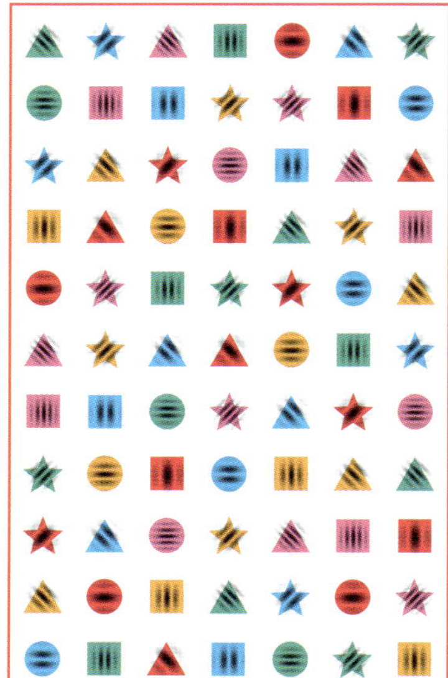

8일 차

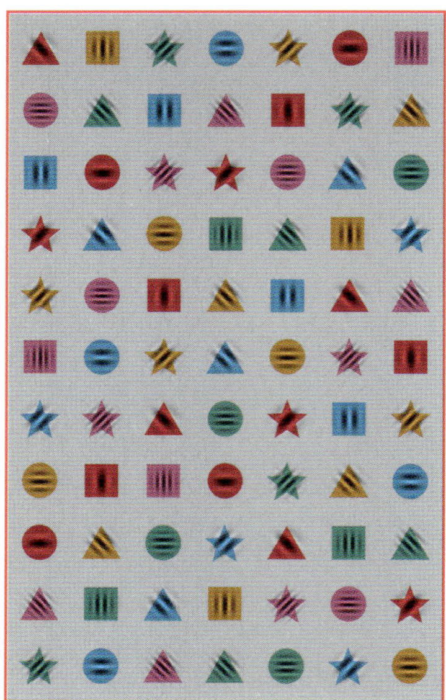

9일 차

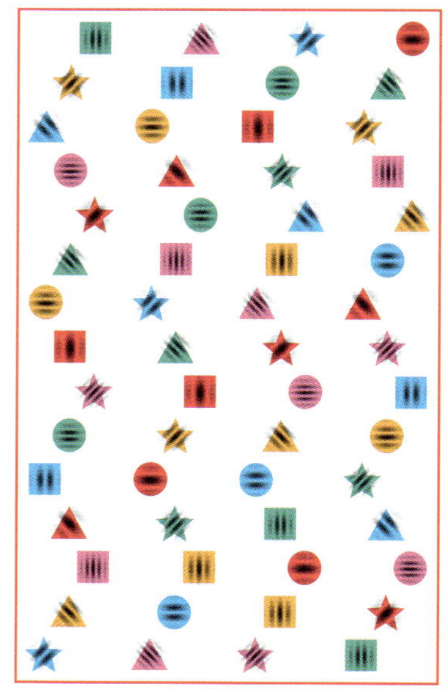

10일 차

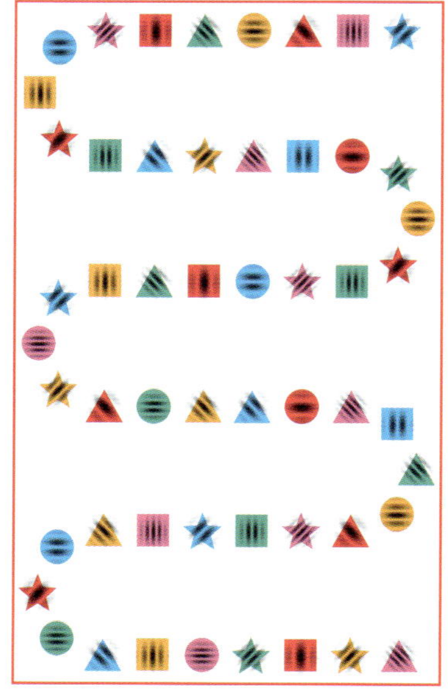

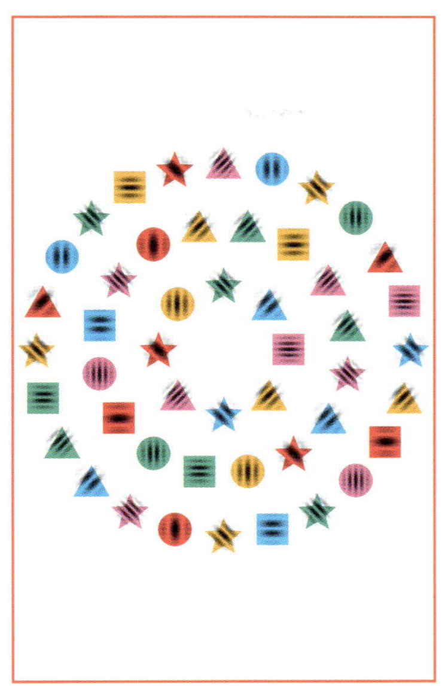

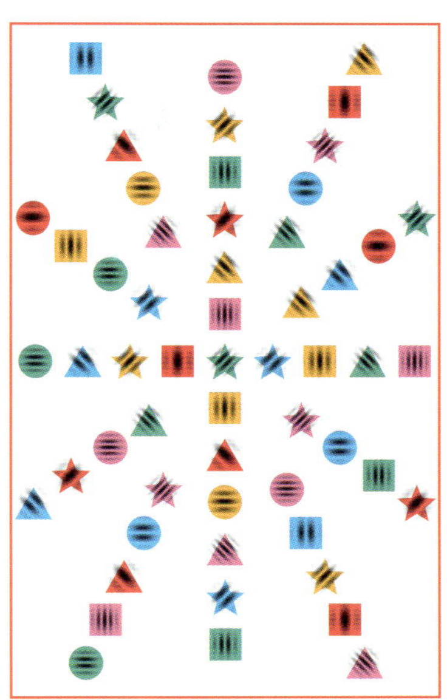

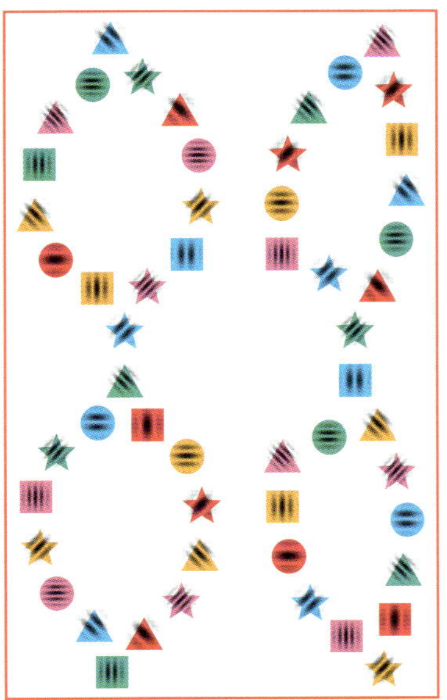

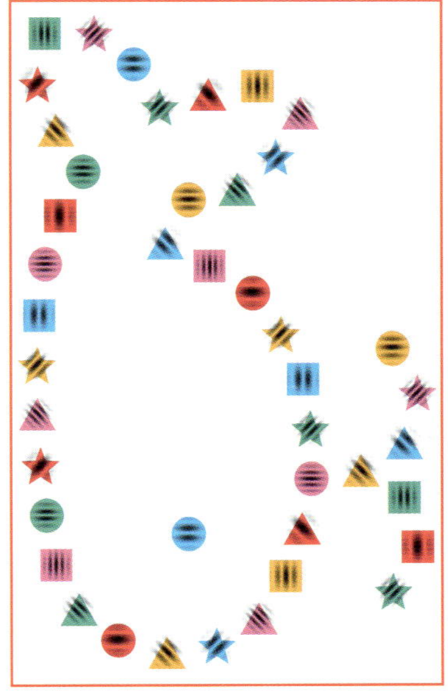

유효 시야를 넓히는 간단한 습관!

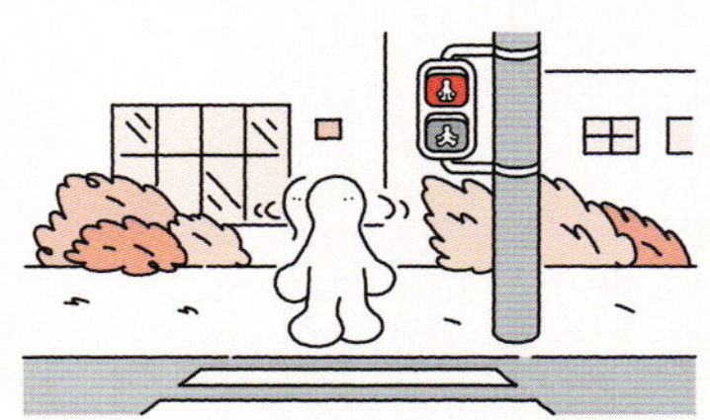

시력이라고 하면 흔히 '멀리 있는 것이 잘 보이는가'를 떠올립니다. 그러나 시각 기능을 이야기할 때 이와 마찬가지로 중요한 개념이 바로 유효 시야입니다.

유효 시야란 눈을 움직이지 않고도 자연스럽게 파악할 수 있는 범위를 말합니다. 단순히 보이는 범위(정지 시야)가 아니라, 빠르게 인식하고 행동으로 이어질 수 있는 시각 영역을 의미합니다. 이 범위가 넓으면 걸을 때 주변 사람이나 장애물을 순간적으로 감지할 수 있고, 운동이나 운전을 할 때도 더 빠르게 상황을 판단할 수 있습니다.

그런데 유효 시야는 나이가 들수록 점차 좁아집니다. 이는 단순히 시야의 넓이가 줄어들어서만이 아니라, 보이는 정보를 뇌가 처리해 행동으로 연결하는 능력이 저하되기 때문입니다. 정보 전달과 처리 속도가 떨어지면 같은 범위를 보더라도 알아차리기까지 시간이 더 걸립니다. 그 결과 실제로 활용할 수 있는 시야인 유효 시야가 점점 좁아지게 됩니다.

하지만 유효 시야는 일상 속에서도 충분히 단련할 수 있습니다. 평소 행동에 주변을 의식적으로 살펴보는 습관을 더해 지금부터 간단한 훈련을 시작해보세요.

1.걸을 때 좌우의 풍경을 확인하기

신호를 기다리거나 횡단보도를 건널 때, 좌우의 건물이나 사람의 움직임을 의식적으로 시야에 담아보세요. 이렇게 하면 보행의 안전성이 높아질 뿐 아니라, 뇌가 주변 정보를 처리하는 능력도 함께 단련되어 유효 시야를 넓히는 데 도움이 됩니다.

2. 넓은 범위를 한눈에 파악하기

신문이나 잡지를 책상 위에 펼쳐놓고 전체를 흐릿하게 바라보며 제목이나 사진을 훑어보세요. 시선을 세밀하게 움직이지 않고도 넓은 범위를 인식하는 연습이 되어 빠른 정보 처리 능력을 기르는 데 도움이 됩니다.

3. 실내에서도 시야를 넓히는 습관 들이기

스마트폰을 보거나 책을 읽는 등 가까운 곳에 집중한 뒤에는 먼 벽이나 천장 등 방 전체를 시야에 담아보세요. 가까운 곳에 쏠려 있던 시선을 리셋하고 시야의 넓이를 회복하는 데 도움이 됩니다.

4. 가보르 아이 등 시각 자극 훈련 활용하기

가보르 아이나 퍼즐 같은 시각 자극 훈련을 하루 몇 분만 해도 뇌의 시각 영역이 활성화됩니다. 이러한 과정은 정보 처리 속도와 시야 감도를 높이는 데 도움이 됩니다. 짧은 시간이라도 꾸준히 실천하는 것이 중요합니다.

5. 뇌 인지 훈련으로 정보 처리 능력 높이기

양손의 손가락 끝을 동시에 바라보거나, TV 화면과 방 안의 시계를 함께 인식하는 연습을 해보세요. 두 가지 대상을 동시에 파악하는 훈련은 뇌로 전달되는 정보량을 늘려 여러 대상을 순차적으로 처리하는 능력을 기르는 데 도움이 됩니다. 그 결과 유효 시야의 질도 더불어 향상됩니다. 이 방법은《3분만 바라보면 뇌가 젊어진다》에서도 소개한 것으로, 시각과 뇌를 동시에 훈련할 수 있는 실천법입니다.

놓치기 쉬운 시야 기능의 저하는 가능한 한 빨리 대응하는 것이 중요합니다. "아직 잘 보이니까 괜찮아"라고 생각하기보다, 오늘부터 주변을 조금 더 의식적으로 바라보는 습관을 들여보세요. 유효 시야가 넓어지면 일상을 보다 쾌적하고 안전하게 만들어줄 것입니다.

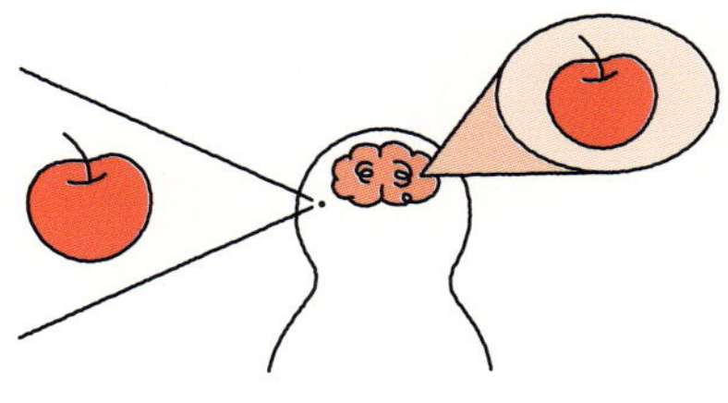

Q 얼마나 자주 해야 할까요?

A 가능하다면 처음 2주 동안은 매일 해보세요. 이후에는 주 2~3회 이상 꾸준히 이어가는 것이 좋습니다.

Q 아침과 저녁 중 언제 하는 것이 좋을까요?

A 시간대는 크게 중요하지 않습니다. 편한 시간에 꾸준히 하는 것이 가장 좋습니다.

Q 너무 많이 하면 눈에 부담이 되지 않을까요?

A 지나치게 한다고 해서 나쁠 건 없습니다. 다만 눈의 피로가 느껴진다면 무리하지 말고 중간에 쉬거나 일찍 마무리하세요.

Q 같은 문제를 여러 번 반복해도 괜찮을까요?

A 물론입니다. 익숙해져서 정답을 외우게 되더라도 괜찮습니다. 중요한 것은 정답을 맞히는 것이 아니라 가보르 패치를 보고 판단하려는 뇌의 작용을 활성화하는 데 있습니다.

PART 2

3주 차 ~ 4주 차

가보르 아이 [응용편]

이번에는 가보르 패치를 활용한
다른 그림 찾기에 도전합니다.
좌우 페이지를 비교하며
서로 다른 부분을 찾아보세요.

예시

자세히 비교하면 차이를 발견할 수 있습니다!

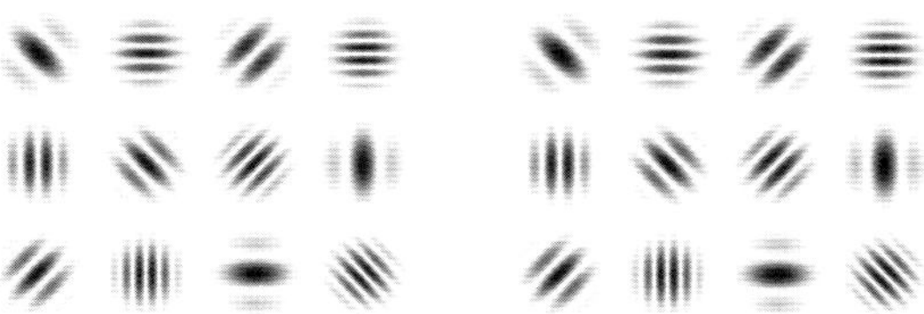

정답: 오른쪽에서 두 번째, 아래에서 두 번째 줄무늬

좌우 페이지를 비교해 서로 다른 부분을 2개 찾아보세요.

▶ 정답은 72쪽에

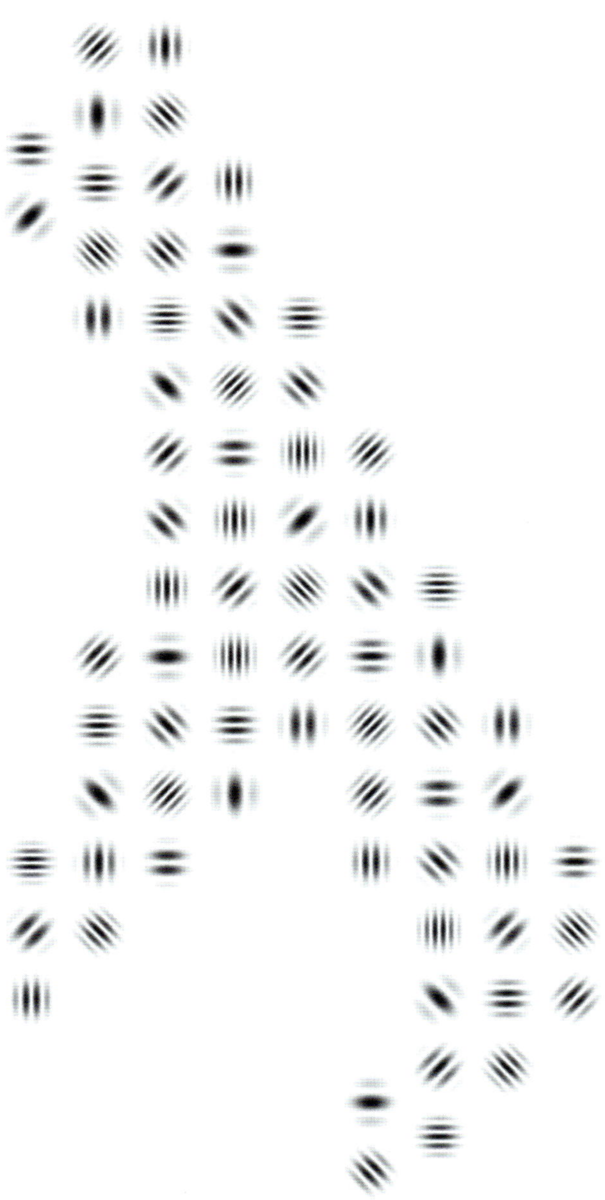

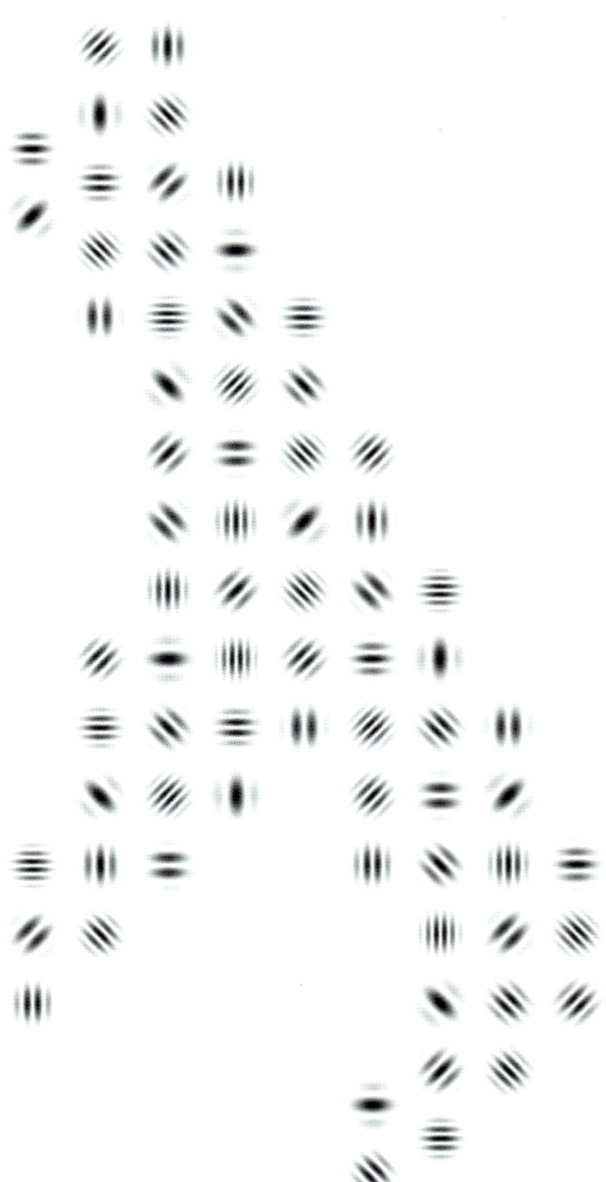

좌우 페이지에서 서로 다른 줄무늬가 있는 방향으로만 이동할 수 있는 미로입니다. ⬇에서 시작해 ⬇까지 이동해보세요.

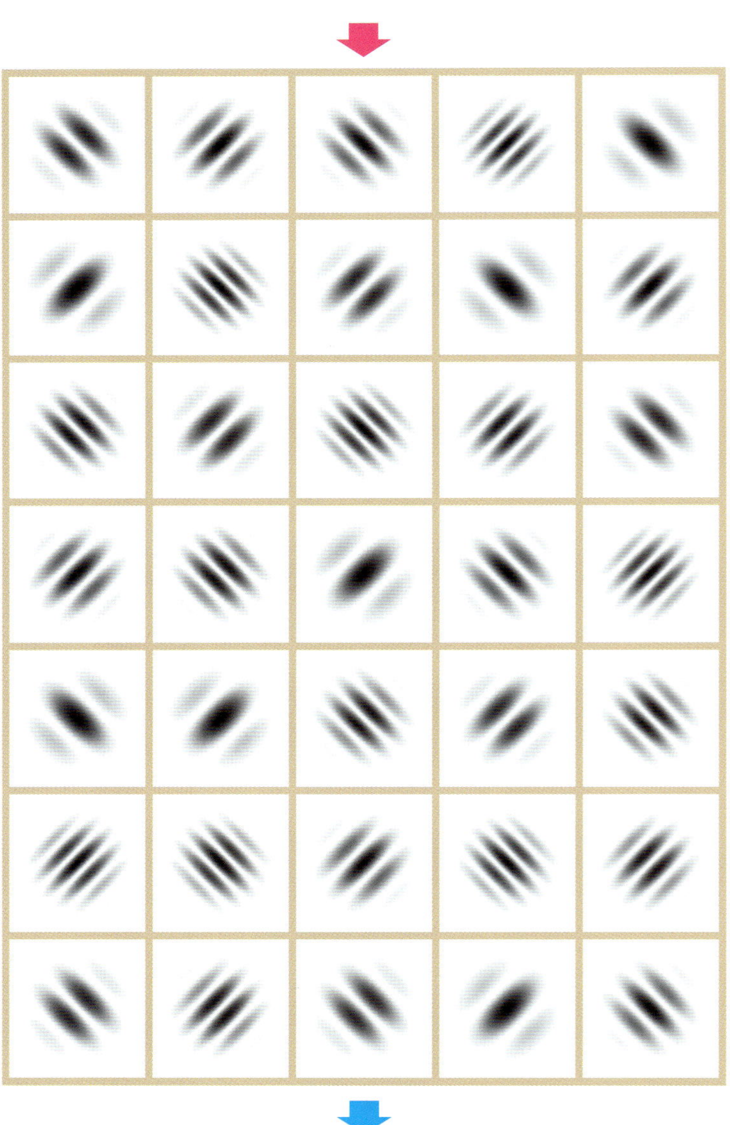

▶ 정답은 72쪽에

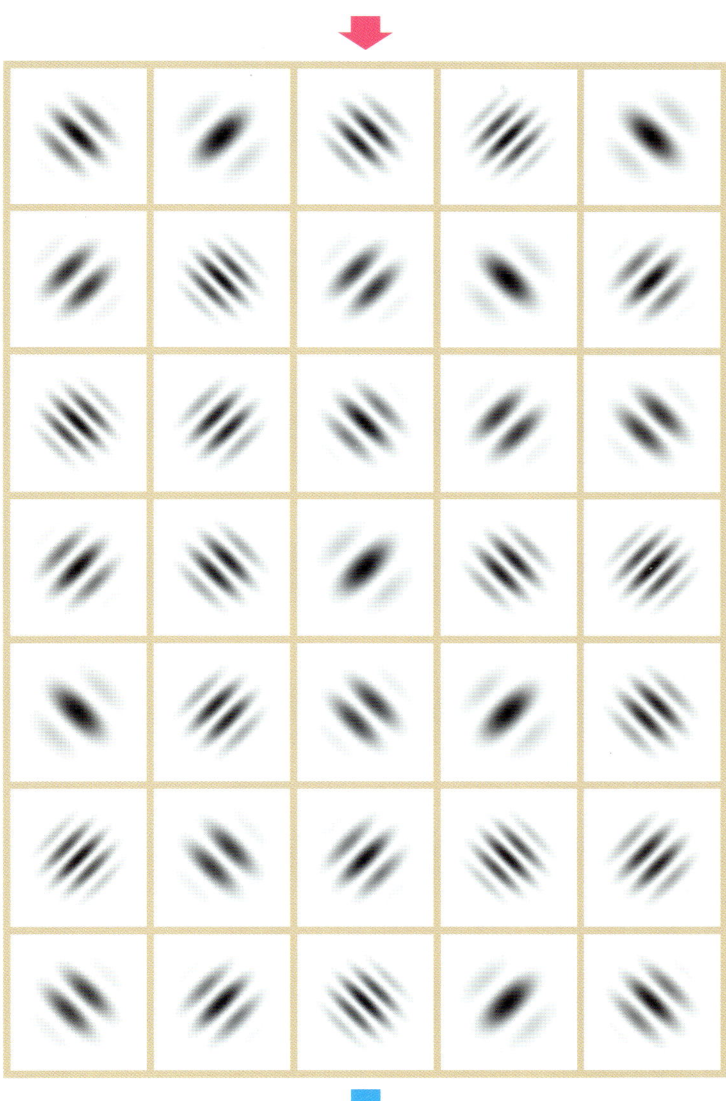

좌우 페이지를 비교해 서로 다른 부분을 1개 찾아보세요.

▶ 정답은 72쪽에

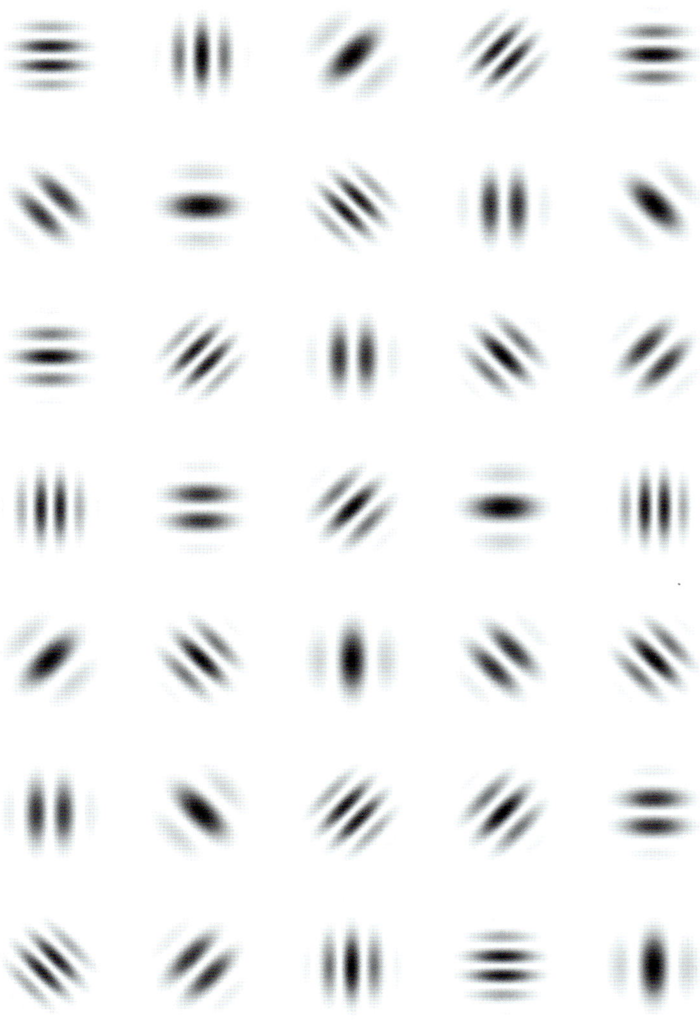

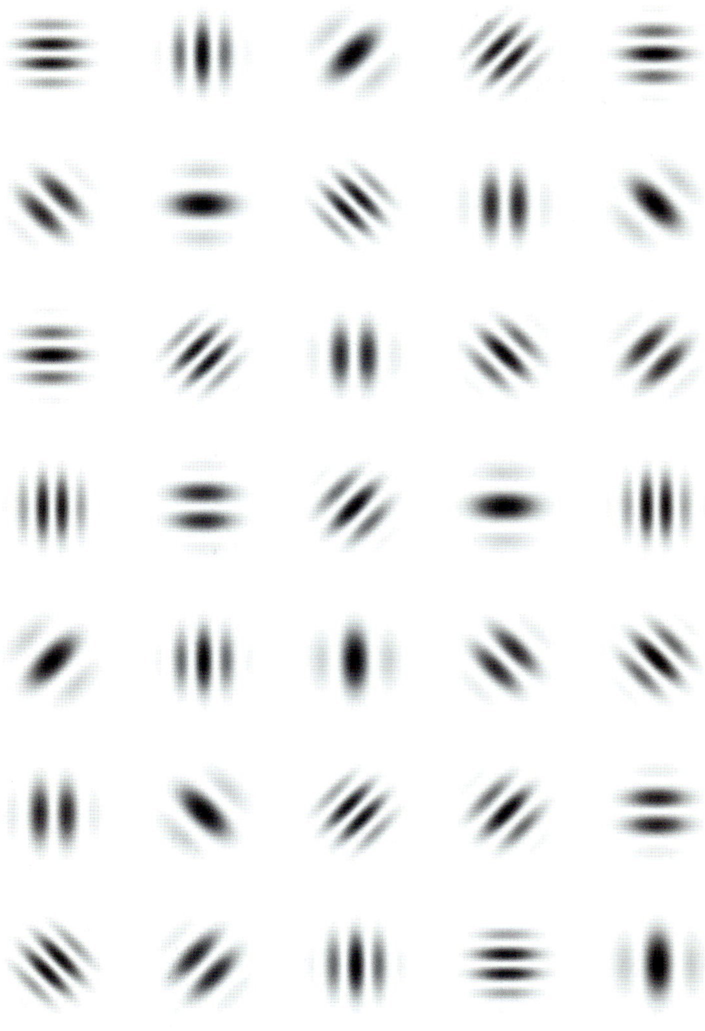

좌우 페이지를 비교해 서로 다른 부분을 3개 찾아보세요.

▶ 정답은 72쪽에

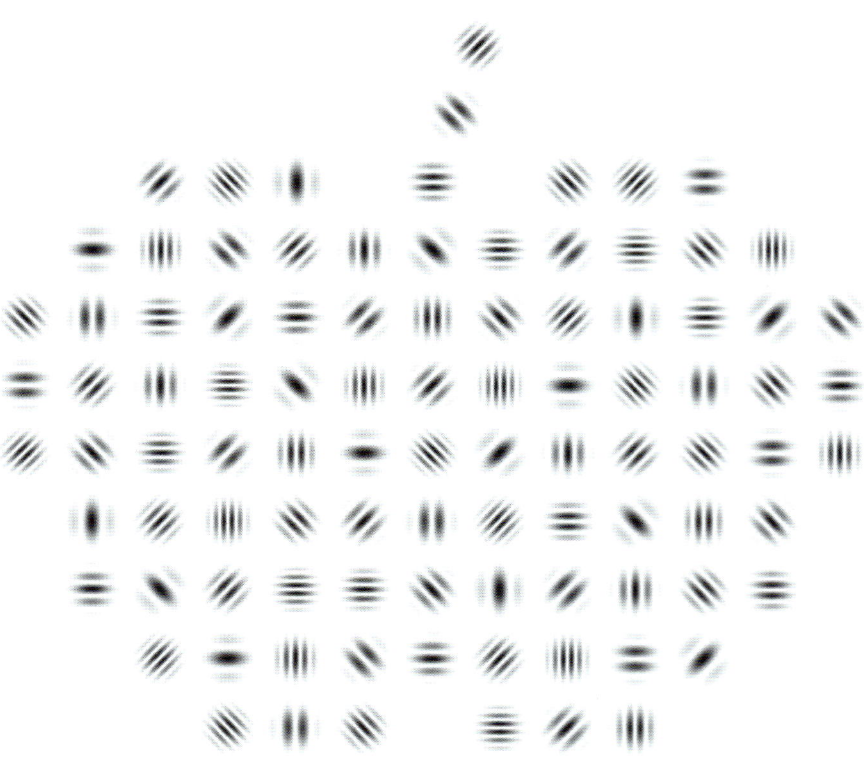

▶ **정답은 72쪽에**

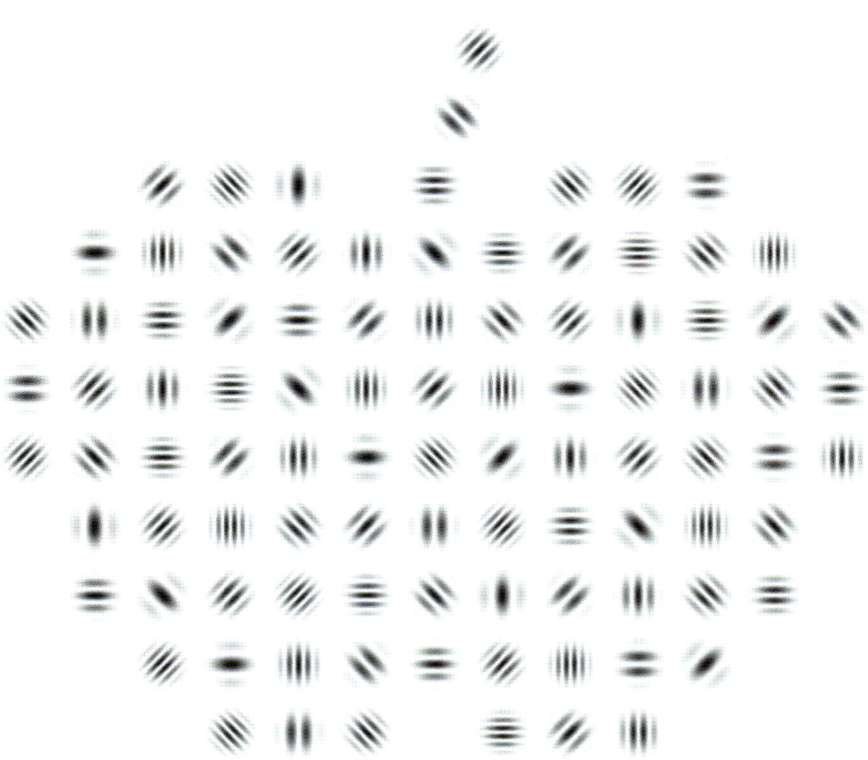

▶ 정답은 72쪽에

좌우 페이지에서 서로 다른 줄무늬가 있는 방향으로만 이동할 수 있는 미로입니다. ⬇에서 시작해 ⬇까지 이동해보세요.

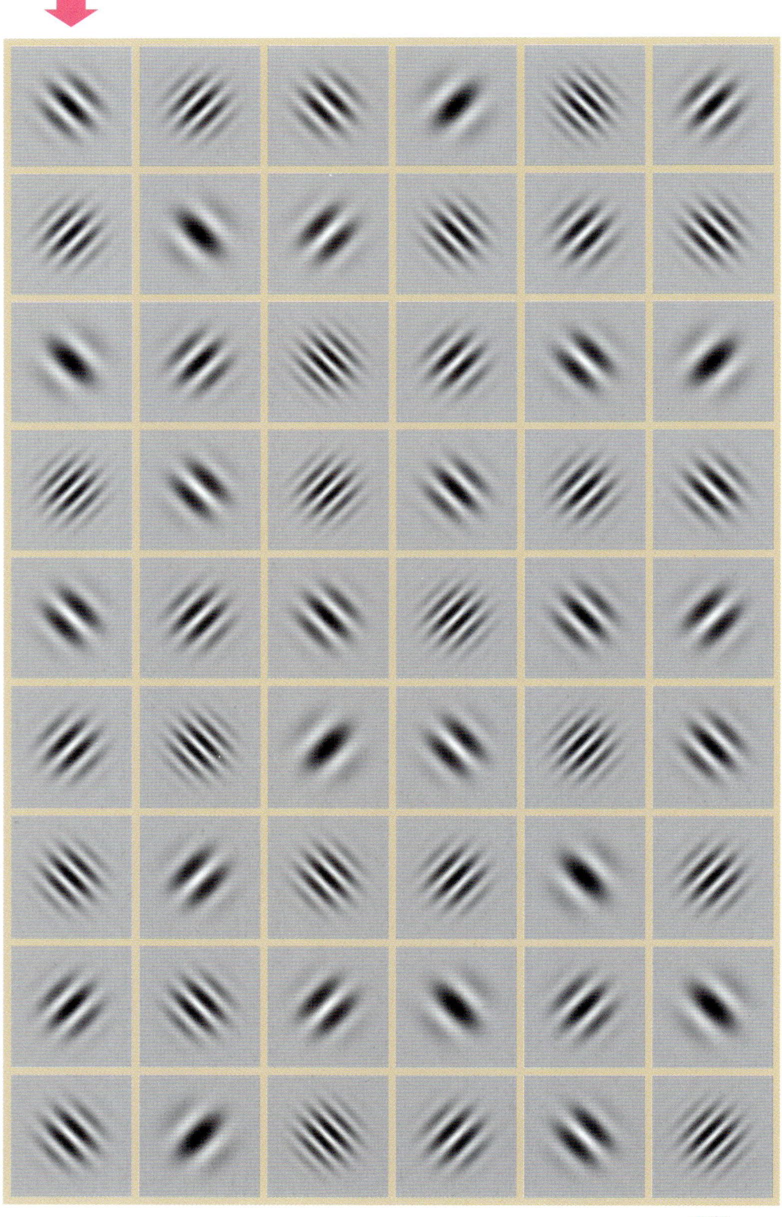

▶ 정답은 73쪽에

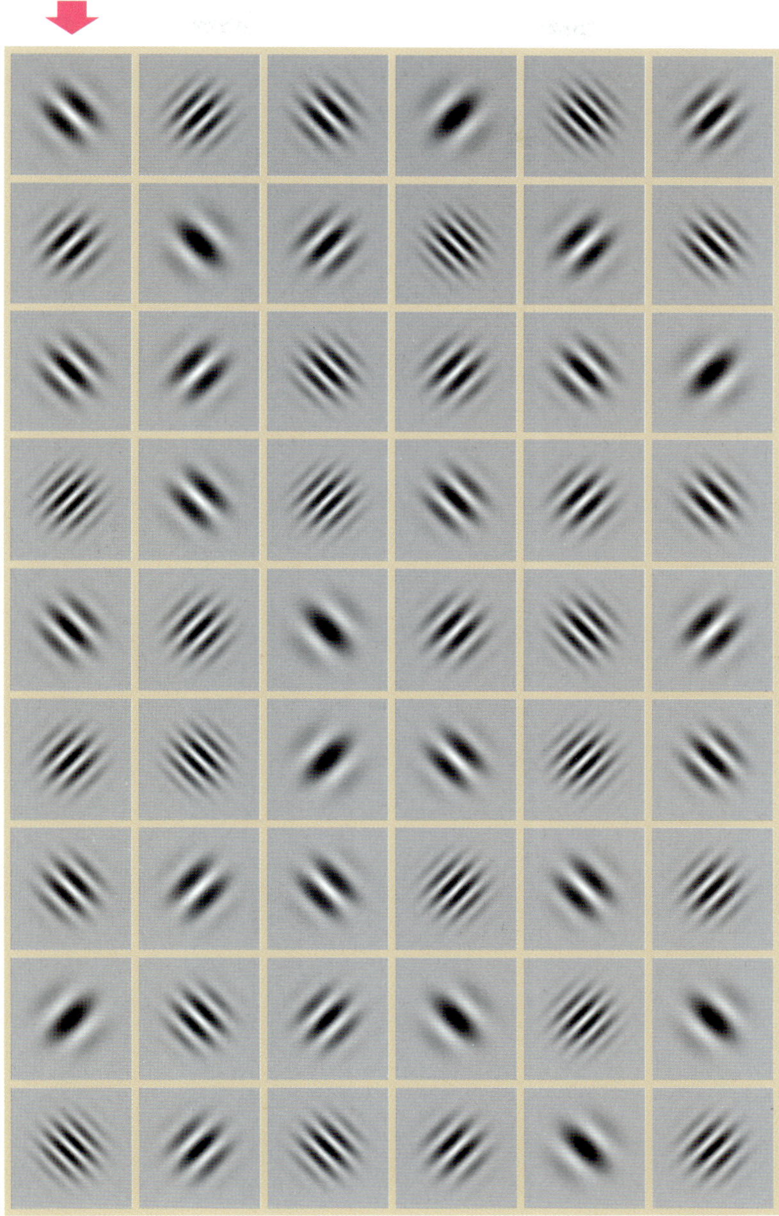

좌우 페이지를 비교해 서로 다른 부분을 2개 찾아보세요.

▶ 정답은 73쪽에

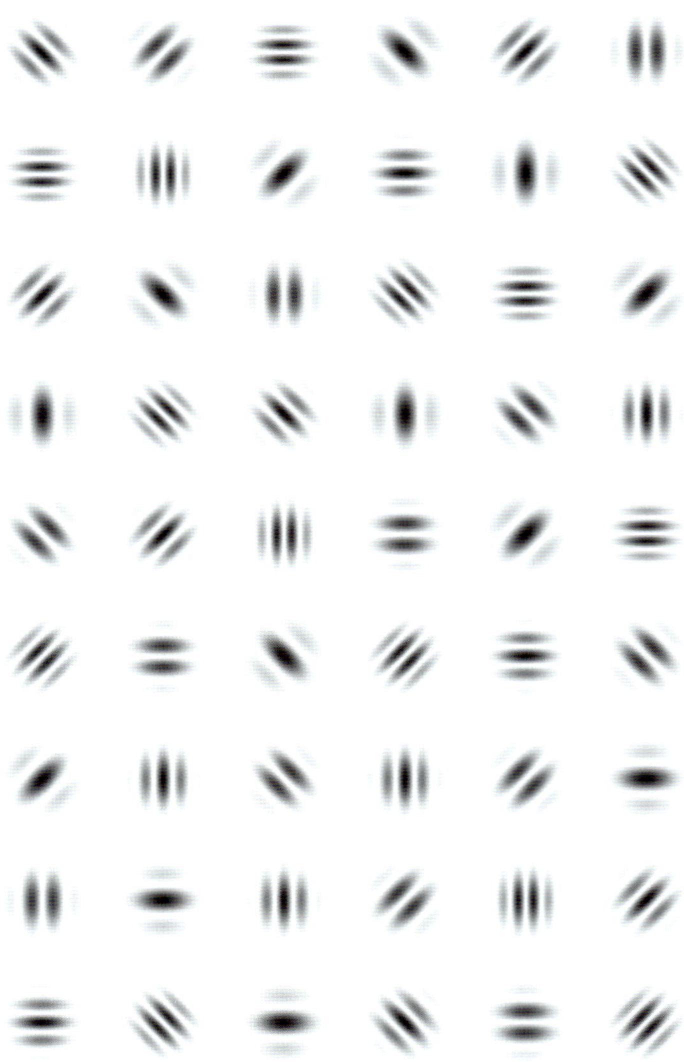

▶ 정답은 73쪽에

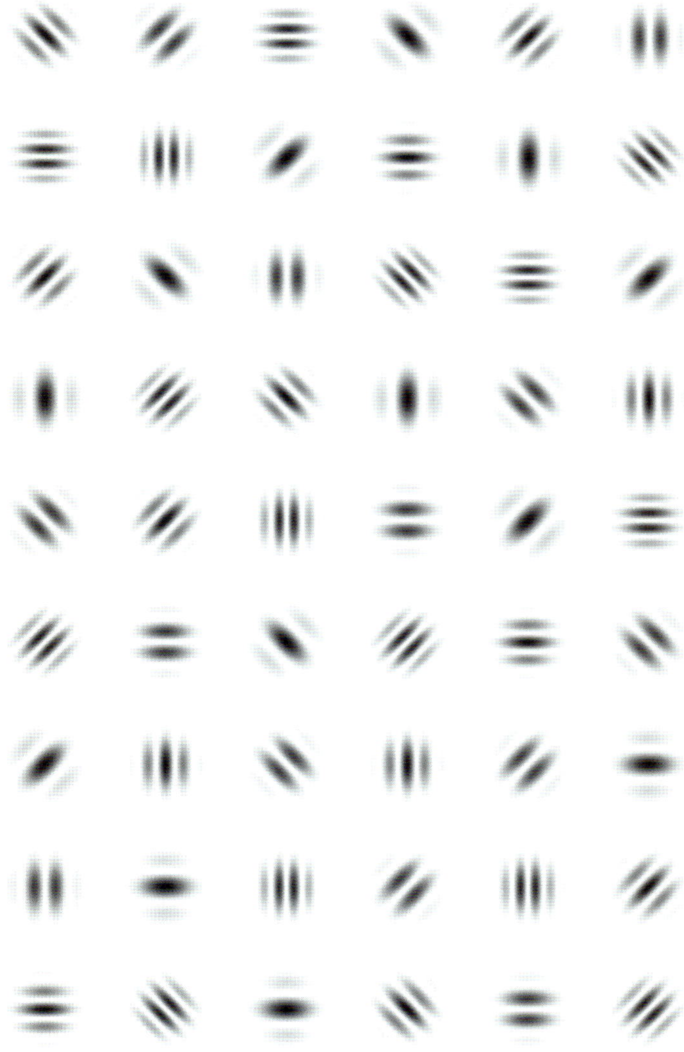

좌우 페이지를 비교해 서로 다른 부분을 2개 찾아보세요.

▶ 정답은 73쪽에

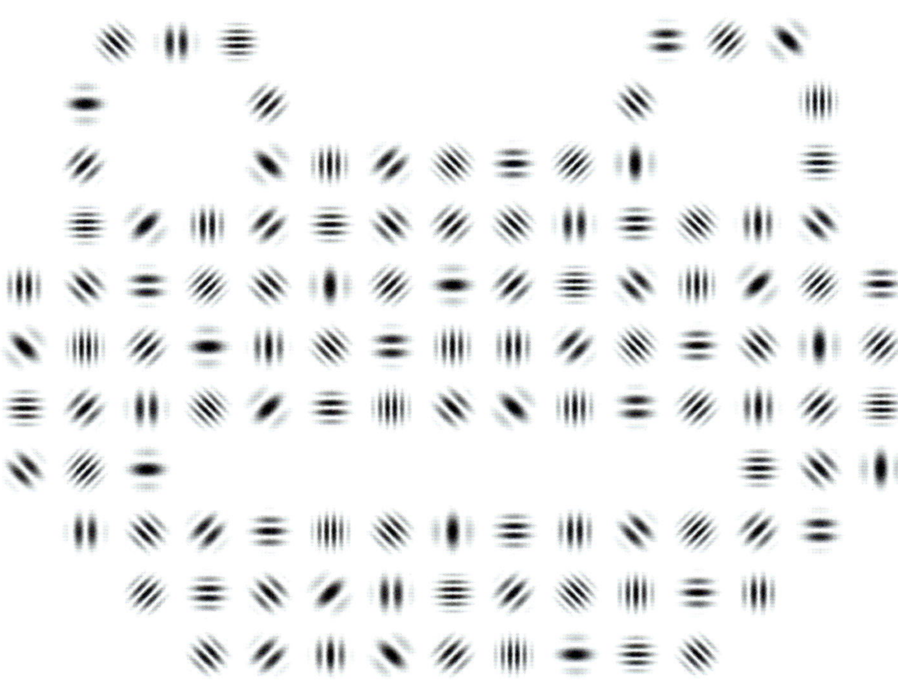

좌우 페이지에서 서로 다른 줄무늬가 있는 방향으로만 이동할 수 있는 미로입니다. ↓에서 시작해 ↓까지 이동해보세요.

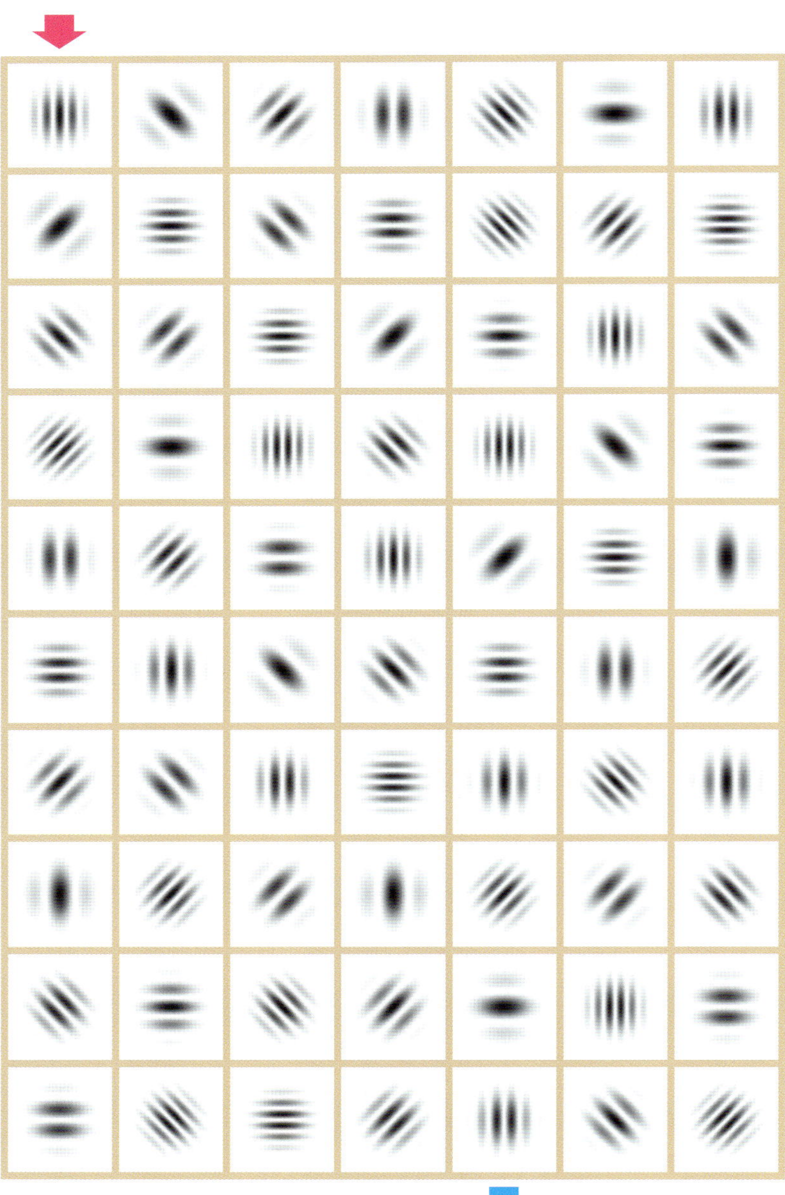

▶ 정답은 73쪽에

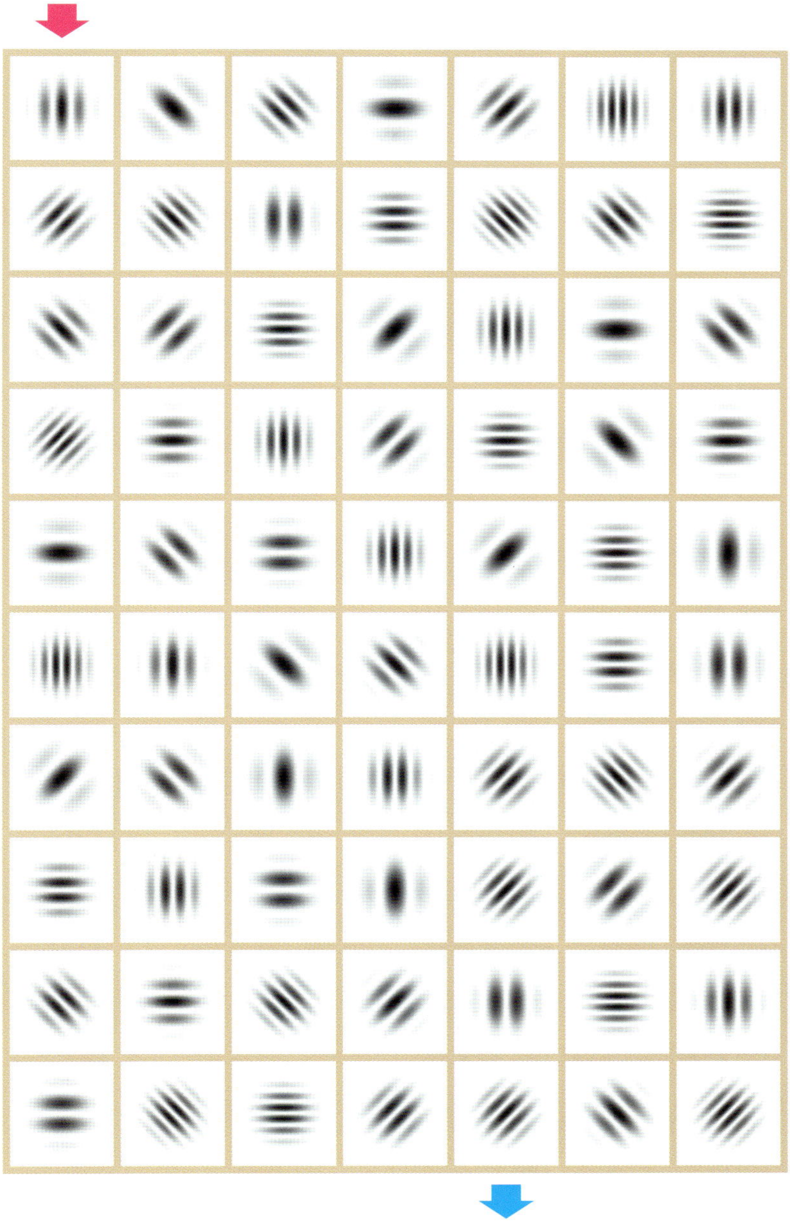

좌우 페이지를 비교해 서로 다른 부분을 3개 찾아보세요.

▶ 정답은 74쪽에

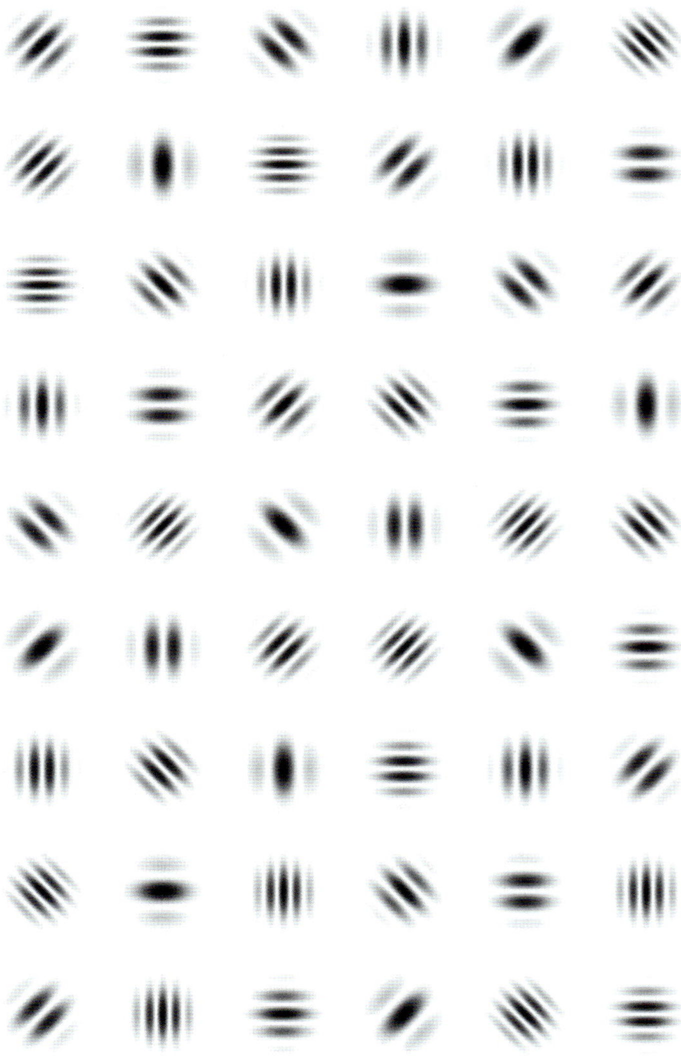

▶ 정답은 74쪽에

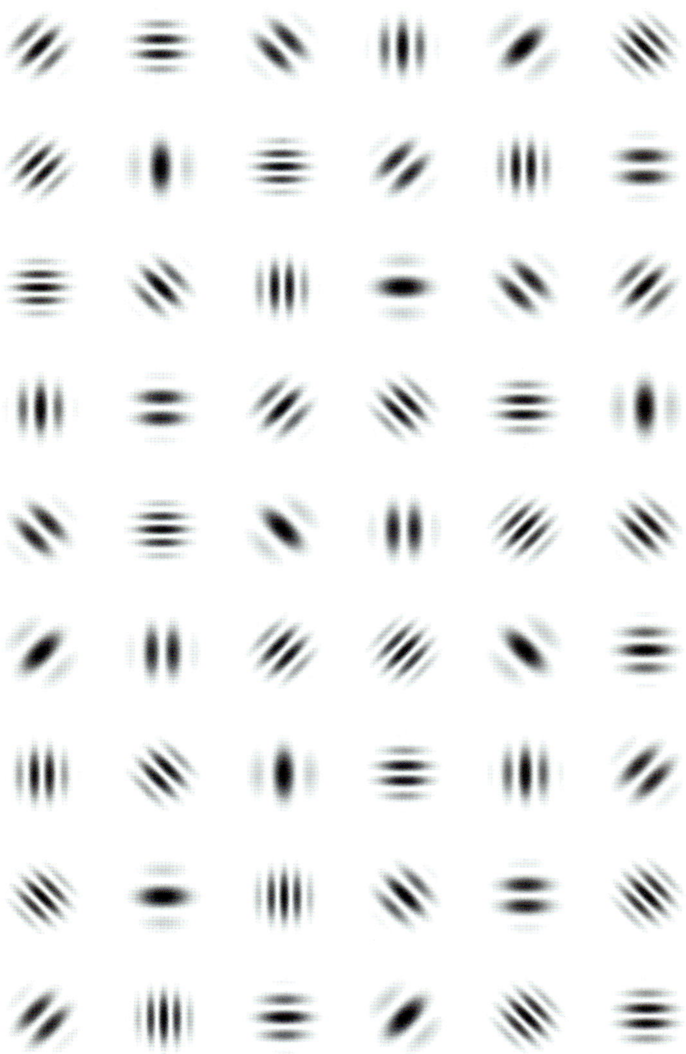

좌우 페이지를 비교해 서로 다른 부분을 3개 찾아보세요.

▶ 정답은 74쪽에

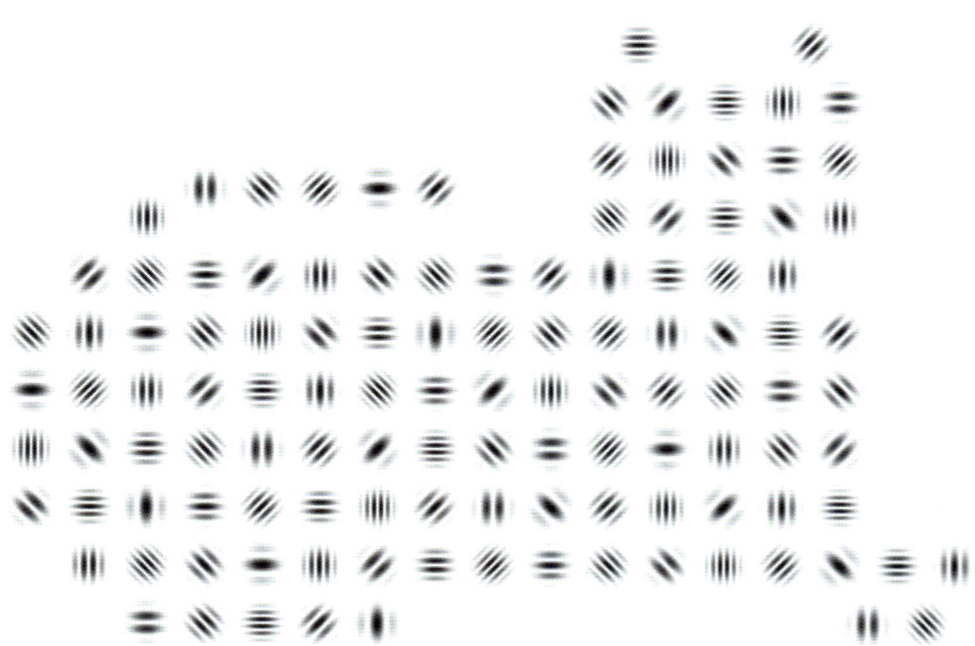

좌우 페이지에서 서로 다른 줄무늬가 있는 방향으로만 이동할 수 있는 미로입니다. ⬇에서 시작해 ⬇까지 이동해보세요.

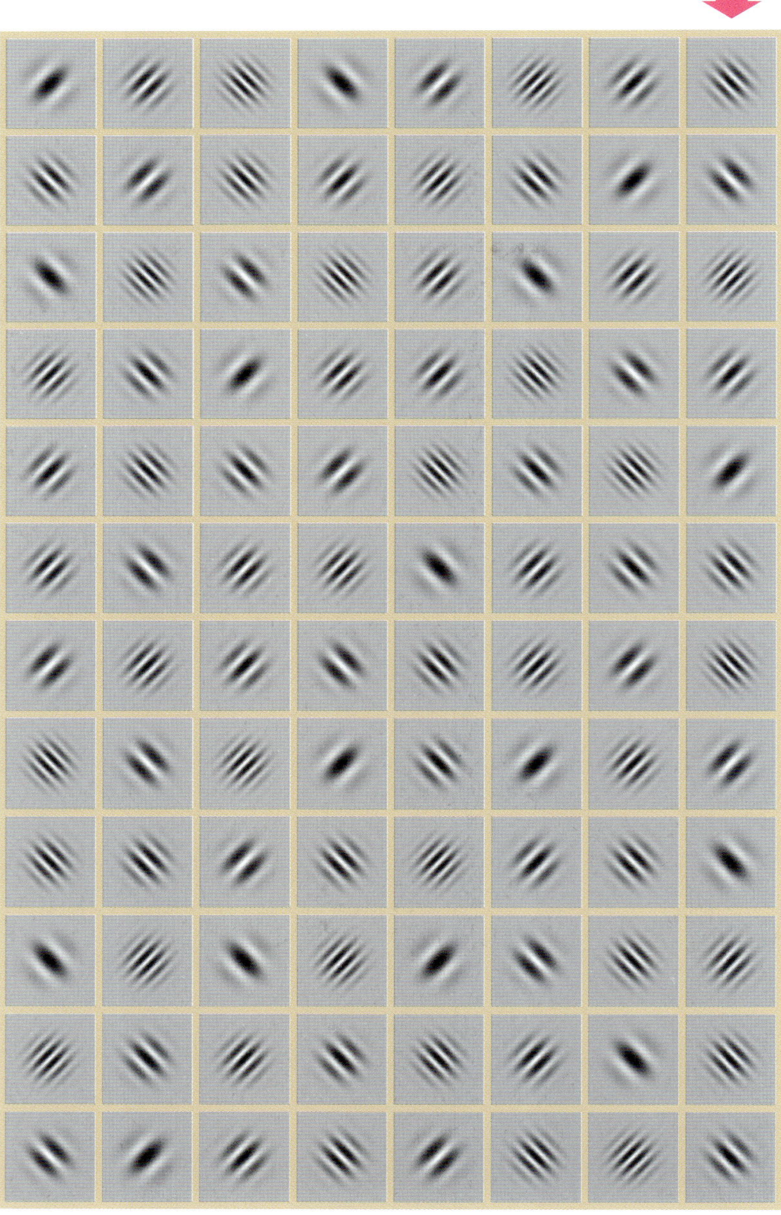

▶ 정답은 74쪽에

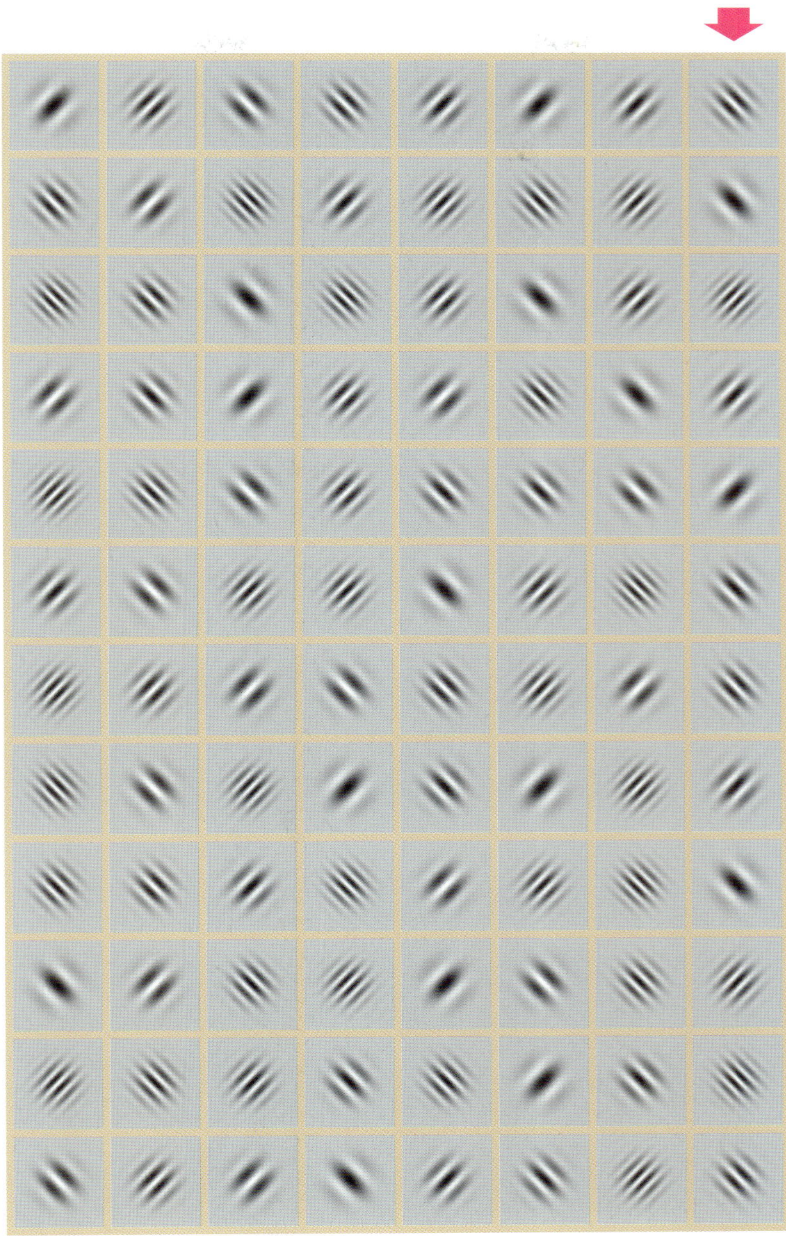

좌우 페이지를 비교해 서로 다른 부분을 3개 찾아보세요.

▶ 정답은 74쪽에

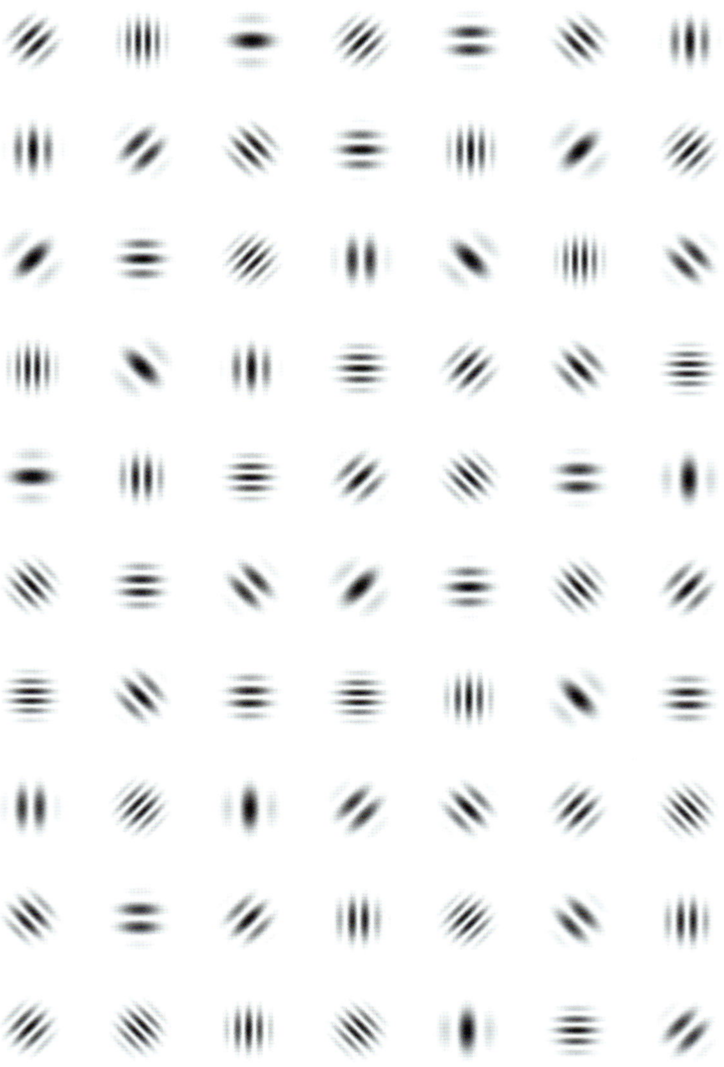

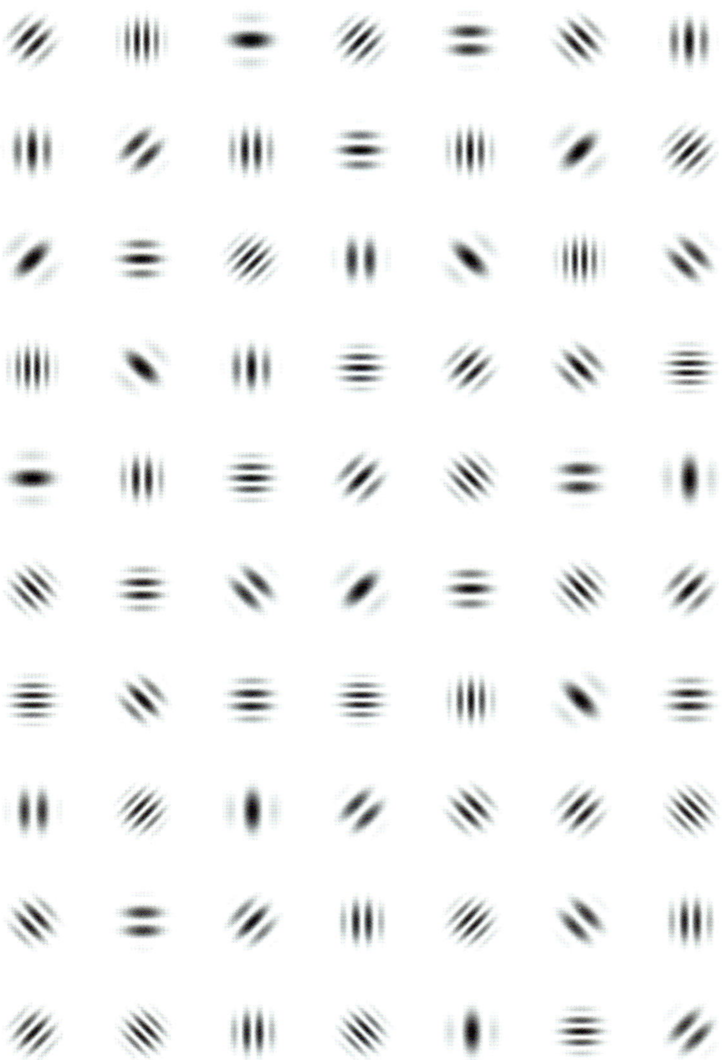

좌우 페이지를 비교해 서로 다른 부분을 3개 찾아보세요.

▶ 정답은 75쪽에

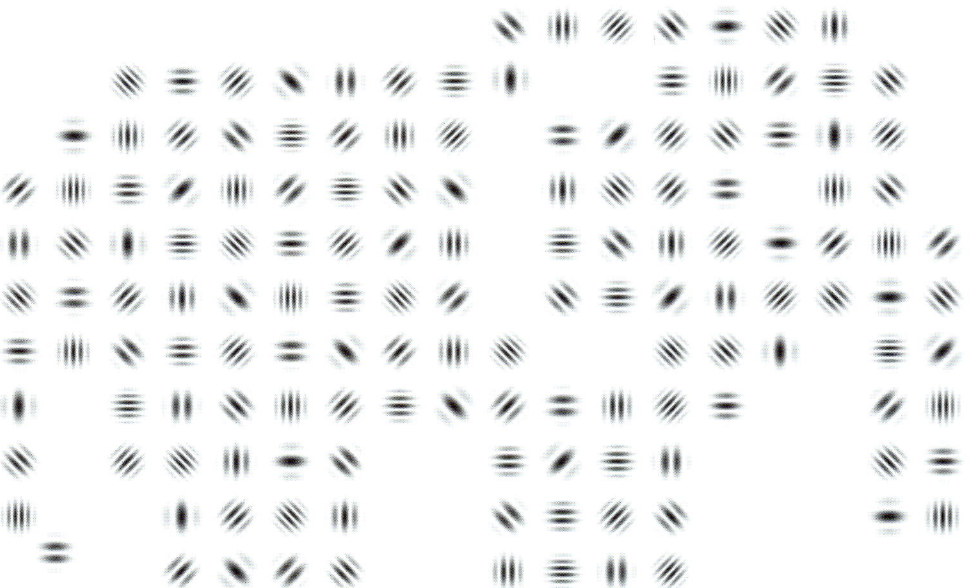

▶ 정답은 75쪽에

좌우 페이지에서 서로 다른 줄무늬가 있는 방향으로만 이동할 수 있는 미로입니다. ↓에서 시작해 ↓까지 이동해보세요.

▶ 정답은 75쪽에

15일 차

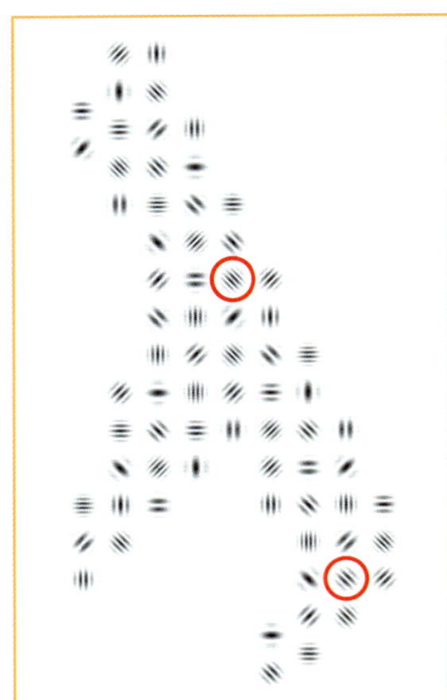

16일 차

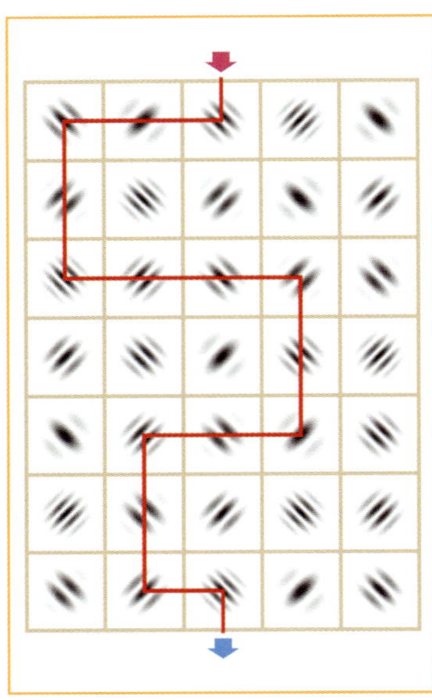

17일차

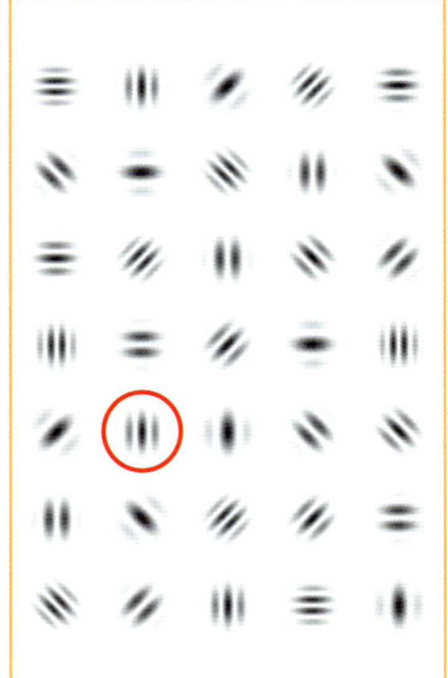

18일 차

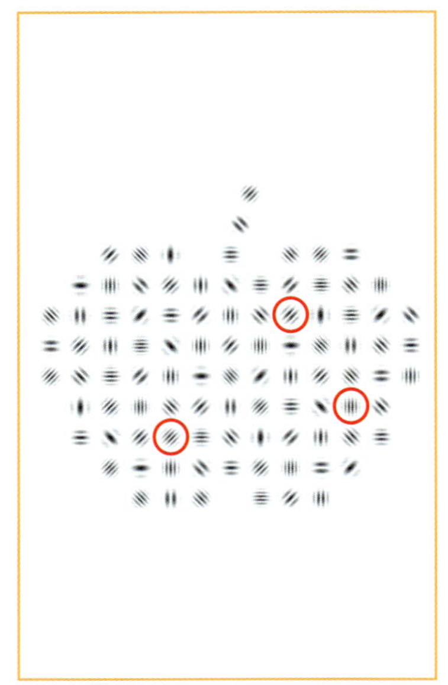

19일 차

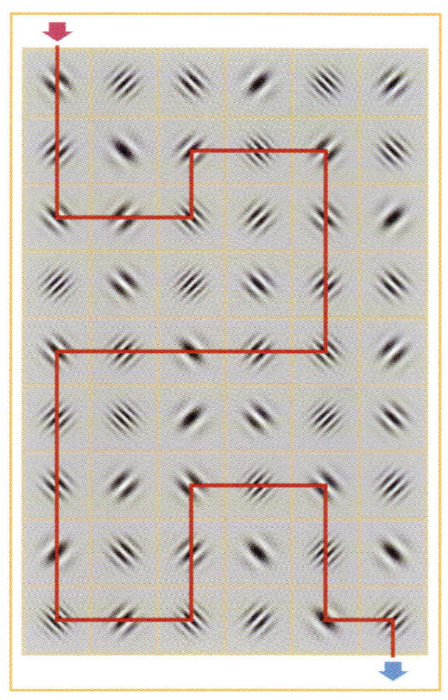

20일 차

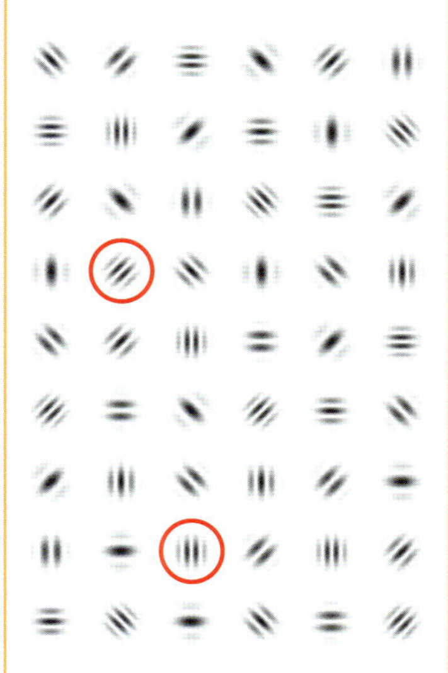

21일 차

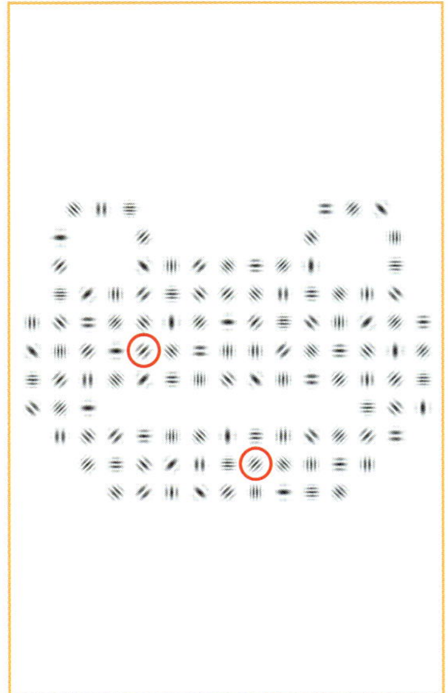

22일 차

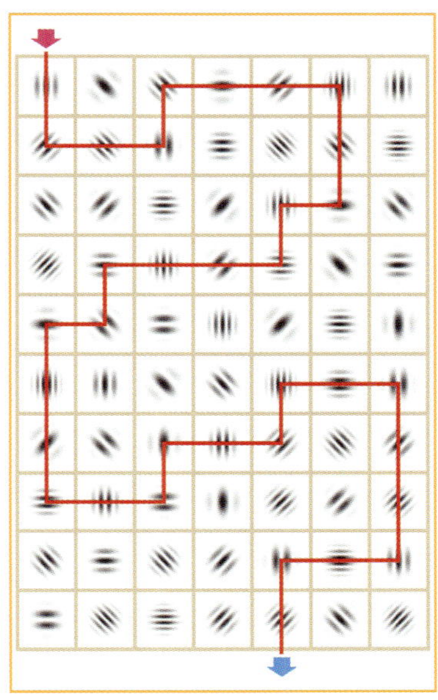

23일 차

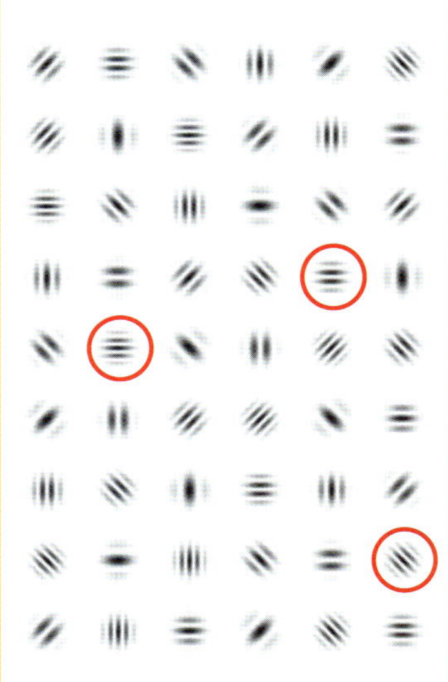

24일 차

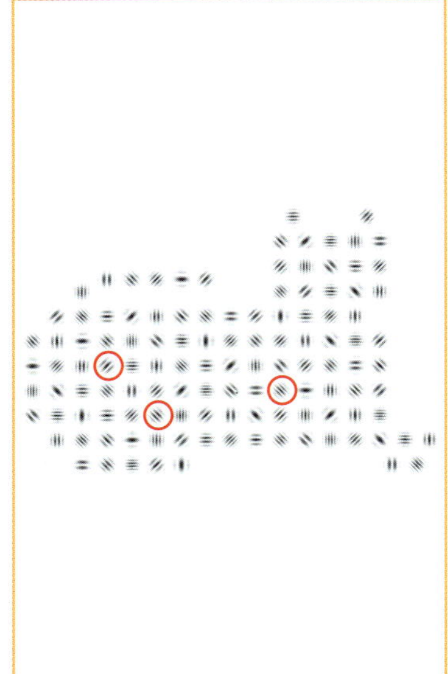

25일 차

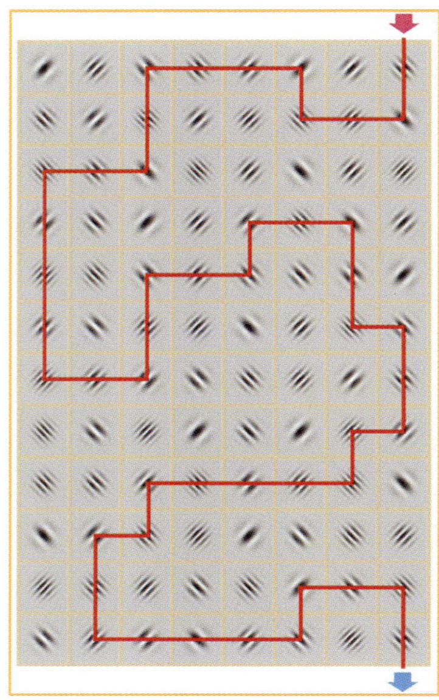

26일 차

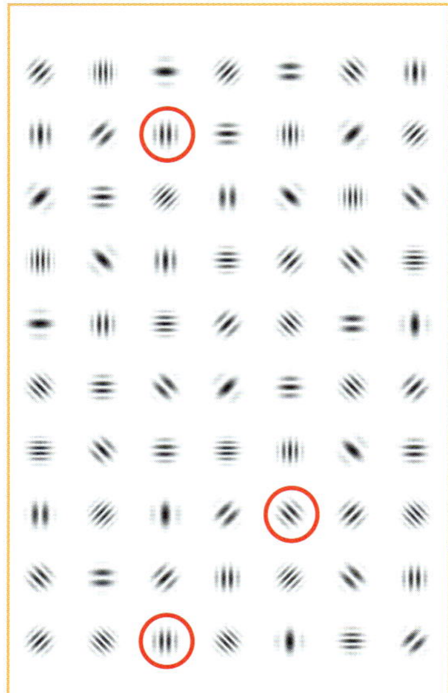

27일 차

28일 차

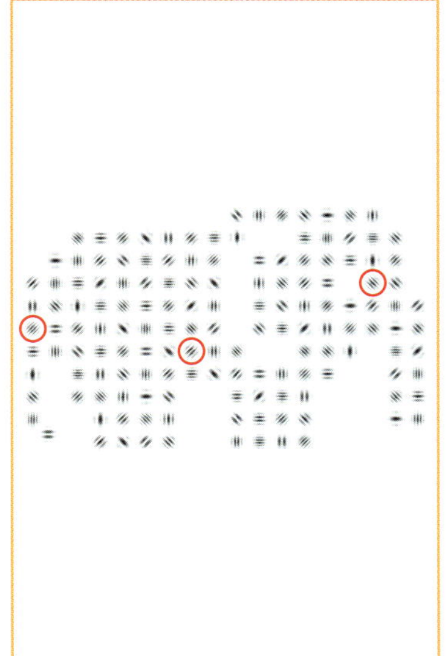

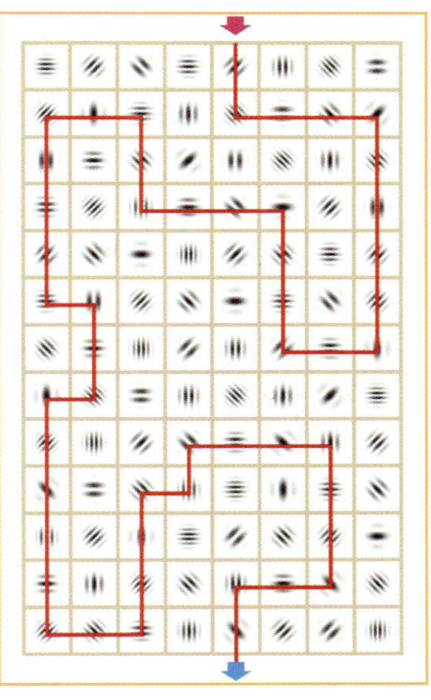

10분 휴식으로
스마트폰 노안을 예방하세요!

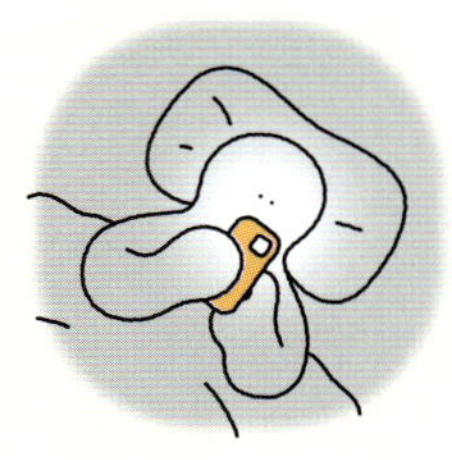

스마트폰이나 컴퓨터를 오래 사용한 뒤 눈이 무겁거나 초점이 잘 맞지 않는 경험을 한 적이 있을 것입니다. 이러한 증상의 대부분은 '눈의 조절 피로'라고 불리는 상태에서 비롯됩니다. 사람의 눈은 가까운 곳을 볼 때, 섬모근이라는 근육을 이용해 초점을 맞춥니다. 그런데 이 근육이 오랫동안 긴장 상태를 유지하면 점점 굳어져 초점을 맞추기 어려워집니다.

최근에는 이러한 일시적인 초점 불량을 '스마트폰 노안'이라고 부르기도 합니다. 젊은 세대에서도 나타날 수 있지만, 특히 40대 이후에는 눈의 조절 기능 자체가 약해져 있기 때문에 한번 피로가 쌓이면 회복까지 더 많은 시간이 필요합니다. 그 결과 증상이 만성화되는 경우도 있습니다.

1. 화면과의 거리를 충분히 확보하세요

스마트폰은 30센티미터 이상, 컴퓨터는 40센티미터 이상 떨어져 사용하는 것이 좋습니다. 또한 화면을 눈높이보다 약간 아래에 두면 눈꺼풀이 자연스럽게 내려와 눈물의 증발을 줄이는 데도 도움이 됩니다.

2. 1시간 작업 후 10분 휴식하세요

눈의 피로를 줄이기 위해서는 60~90분 작업 후 약 10분 정도 휴식을 취하는 것이 좋습니다. 이때 멀리 있는 풍경을 바라보며 눈의 긴장을 풀어주세요.

3. 어두운 곳에서 스마트폰 사용을 피하세요

어두운 환경에서는 동공이 열린 상태로 강한 빛을 받게 됩니다. 이로 인해 망막이 강하게 자극되고 블루라이트의 영향도 커집니다. 그 결과 수면의 질이 떨어질 수도 있습니다.

일상 속 작은 습관의 차이가 눈의 피로를 쌓이게 하기도 하고, 회복시키기도 합니다. 매일 조금씩 실천하며 눈의 조절 기능을 보호하는 습관을 들여보세요.

녹황색 채소는
'천연 선글라스'다!

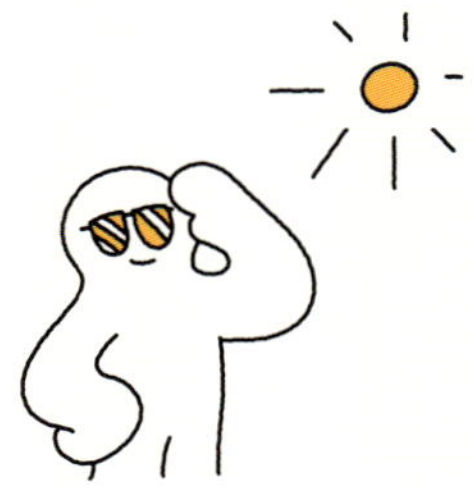

우리는 스마트폰이나 컴퓨터, LED 조명 등 다양한 기기를 통해 일상적으로 블루라이트에 노출됩니다. 이런 상황이 장시간 이어지면 시각 피로가 증가하고 대비 감도가 떨어지며, 더 나아가 수면의 질 저하로 이어질 수 있다는 연구도 보고되고 있습니다.

블루라이트 대책이라고 하면 가장 먼저 떠오르는 것이 블루라이트 차단 안경입니다. 실제로 일정한 효과를 보여준다는 연구도 있지만, 그 유효성에 대해서는 아직 과학적 견해가 완전히 일치하지는 않습니다. 그래서 최근 주목받고 있는 것이 '천연 선글라스'라고도 불리는 루테인입니다.

루테인은 망막의 중심부인 황반부나 수정체에 많이 존재하는 성분으로, 블루라이트와 같은 단파장 빛을 흡수해 눈을 보호하는 역할을 합니다. 그러나 이 성분은 체내에서 합성되지 않으며, 대사 과정이나 빛의 영향으로 매일 조금씩 소모됩니다. 따라서 식품을 통해 꾸준히 보충하는 것이 중요합니다. 이때 도움이 되는 것이 바로 녹황색 채소입니다.

추천 식재료

시금치, 케일, 브로콜리, 방울양배추, 파슬리, 청경채, 쑥, 아보카도, 건자두 등

추천 요리

시금치 볶음이나 기름을 사용한 샐러드

※ 시금치는 조리가 쉽고 기름과 함께 섭취하면 흡수율이 크게 높아집니다. 루테인은 지용성 카로티노이드이기 때문에 지방과 함께 섭취하면 장에서의 흡수가 촉진됩니다.

눈을 보호하기 위해서는 이러한 식습관을 통해 몸 안에서의 보호력을 높이는 것과 함께, 블루라이트를 방출하는 기기 사용 습관에도 주의를 기울여야 합니다. 무엇을 먹을지, 전자기기를 어떻게 사용할지 이 두 가지를 함께 의식하는 것이 블루라이트와 현명하게 공존하며 미래의 시력을 지키는 첫걸음이 될 것입니다.

Q 한쪽 눈에만 효과가 나타날 때는 어떻게 해야 하나요?

A 한쪽 눈으로만 집중해서 보고 있을 가능성이 높습니다. 효과가 나타나는 눈을 손으로 가리고 반대편 눈으로만 연습해보세요.

Q 연령 제한이 있나요?

A 없습니다. 어린 아이부터 고령자까지 누구나 안심하고 사용할 수 있습니다.

Q 어떻게 하면 꾸준히 계속할 수 있을까요?

A 자주 사용하는 테이블 위에 두거나 벽에 붙여두는 것이 좋습니다. 눈에 잘 띄는 곳에 두면 잊지 않고 계속하기 쉽습니다. 또한 양치하기 전이나 목욕 후처럼 평소의 생활 습관과 함께 실천하는 것도 좋은 방법입니다.

Q 시력이 0.1 미만인데 효과가 있나요?

A 그런 경우에는 평소에도 뇌의 처리 능력을 많이 사용하고 있기 때문에 효과가 크게 느껴지지 않을 수 있습니다. 그래도 눈의 피로가 개선되는 등의 효과가 있으니 꼭 꾸준히 실천해보시기 바랍니다.

PART 3

5주 차 ~ 6주 차

이번에는 가보르 패치를 활용한
중급~상급 퍼즐에 도전합니다.
문제가 어렵게 느껴지면 건너뛰고,
같은 문제를 반복해도 괜찮습니다.

예시

서로 모양이 다른 3개의 줄무늬가
하나씩 들어가도록 선으로 묶어주세요.

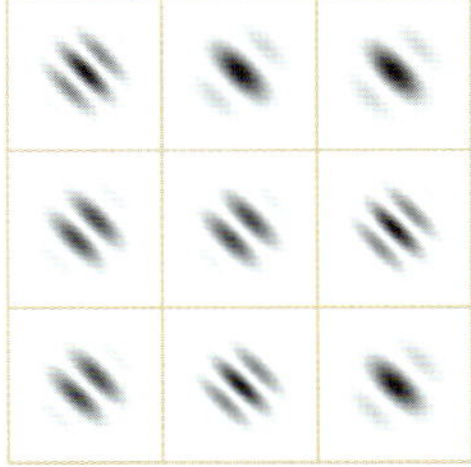

정답

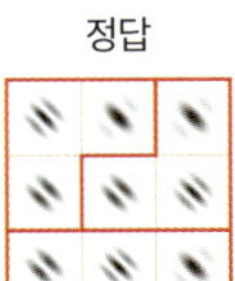

서로 모양이 다른 3개의 줄무늬가 하나씩 들어가도록 선으로 묶어주세요.

▶ 정답은 96쪽에

문제 1

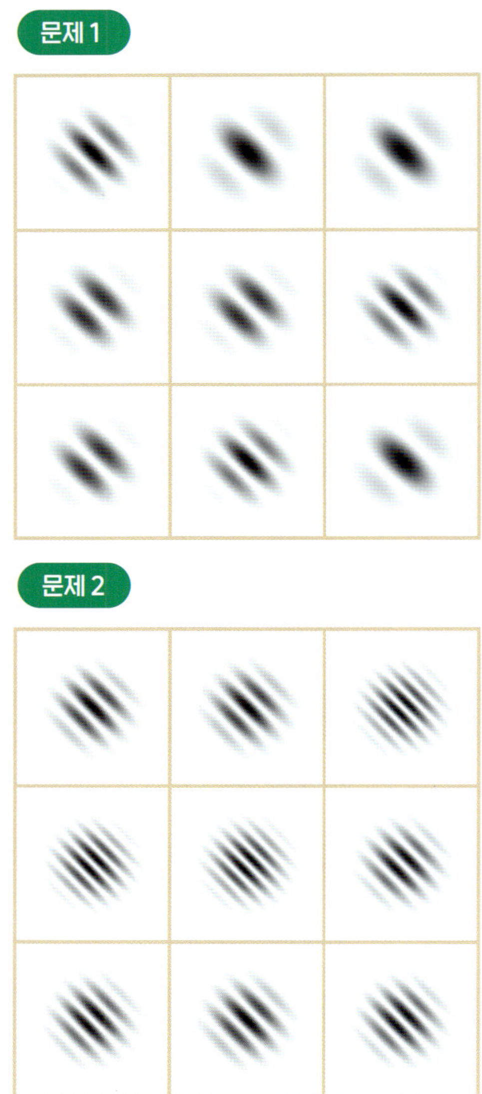

문제 2

서로 모양이 다른 4개의 줄무늬가 하나씩 들어가도록 선으로 묶
어주세요.

▶ 정답은 96쪽에

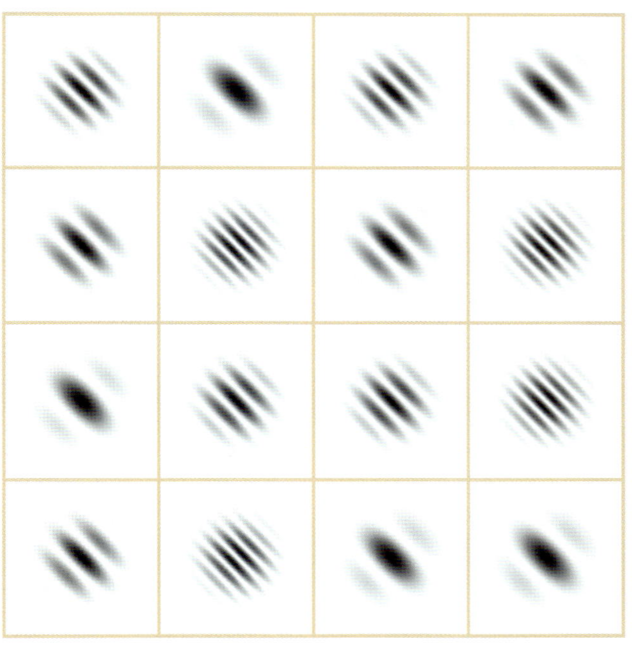

왼쪽 그림에는 있고 오른쪽 그림에는 없는 줄무늬는 무엇일까요? 줄무늬는 좌우로 회전됐을 수 있습니다.

▶ 정답은 96쪽에

문제 1

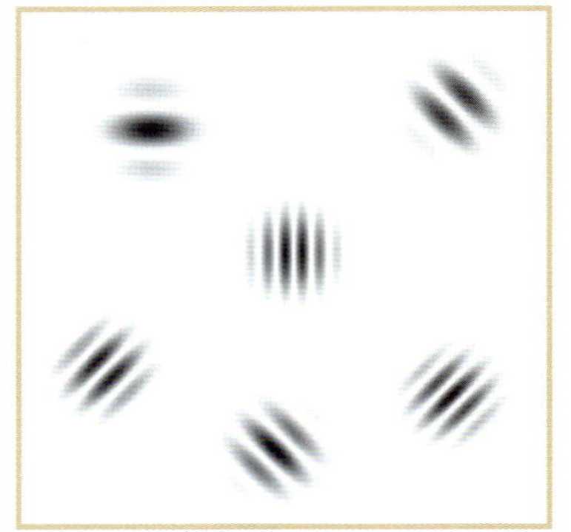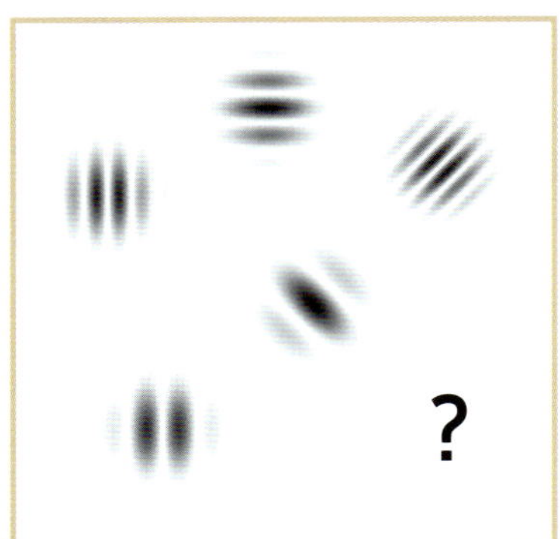

A   B   C

문제 2

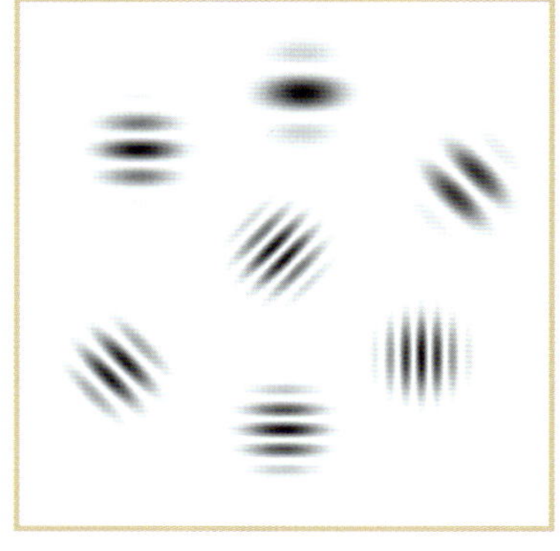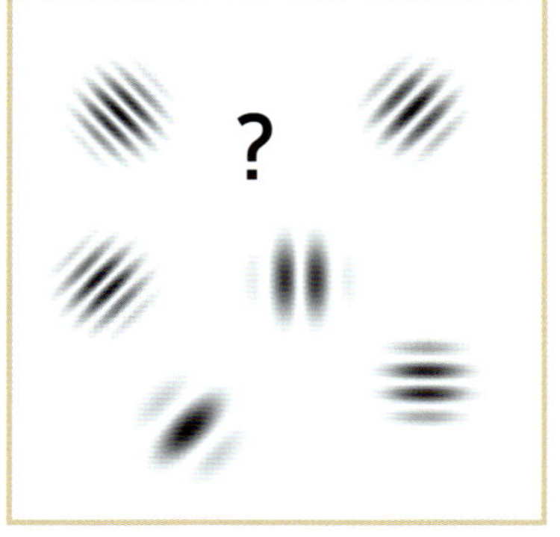

A   B   C

왼쪽 그림에는 있고 오른쪽 그림에는 없는 줄무늬는 무엇일까요? 줄무늬는 좌우로 회전됐을 수 있습니다.

문제 1

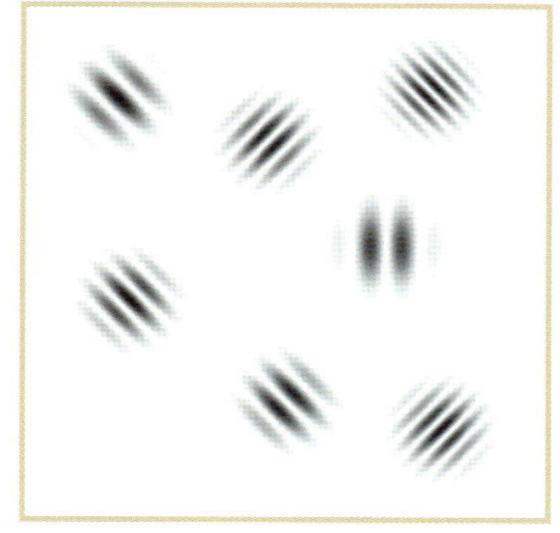 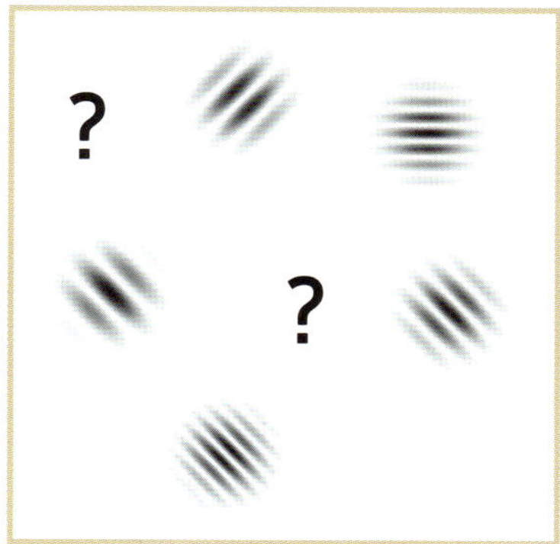

A　　　B　　　C　　　D

문제 2

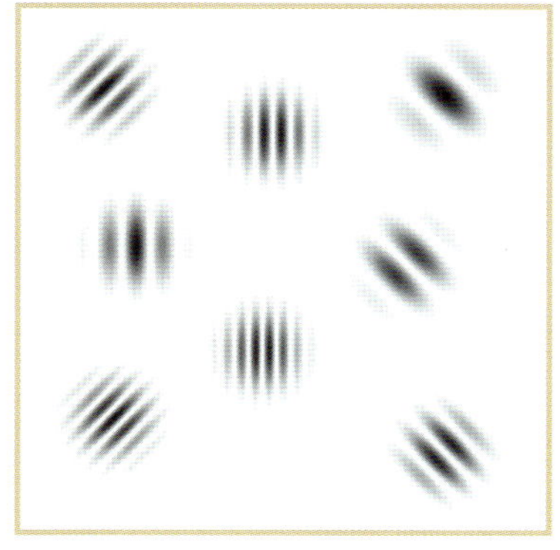 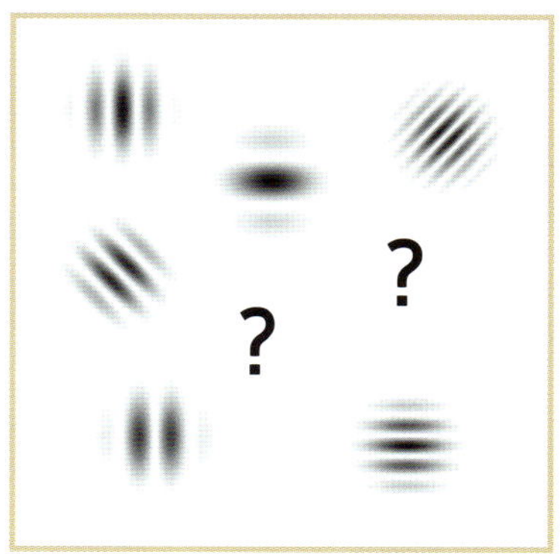

A　　　B　　　C　　　D

세로, 가로, 대각선 중 같은 줄무늬 3개가 일렬로 나란히 있는 부분을 2군데 찾아주세요.

▶ 정답은 97쪽에

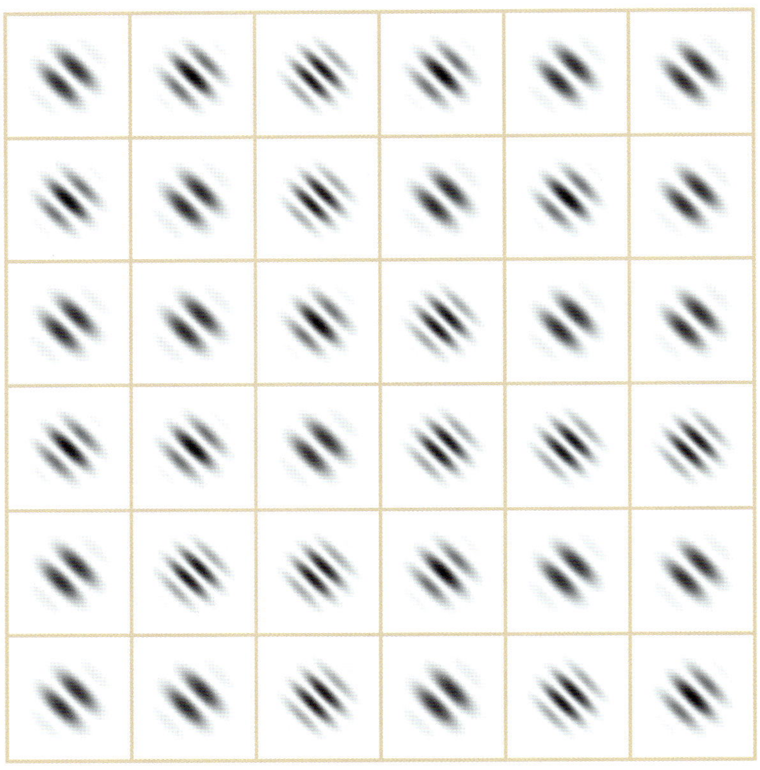

▶ 정답은 97쪽에

세로, 가로, 대각선 중 같은 줄무늬 3개가 일렬로 나란히 있는 부분을 3군데 찾아주세요.

▶ 정답은 97쪽에

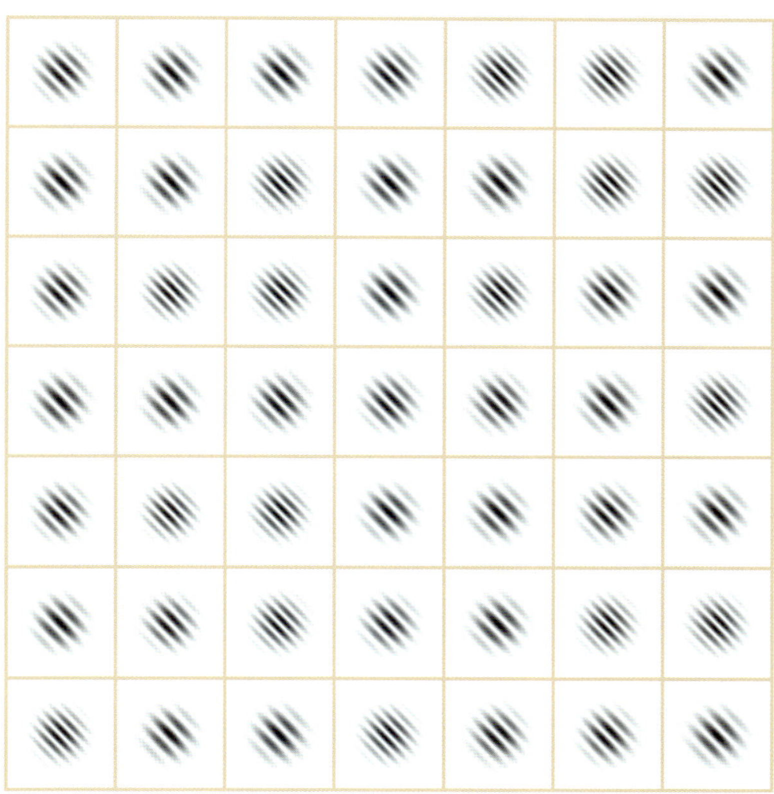

아래쪽 빈칸에 무거운 순서대로 1부터 5까지 순서를 매겨주세요.
같은 모양의 줄무늬는 회전해도 같은 무게입니다.

▶ 정답은 97쪽에

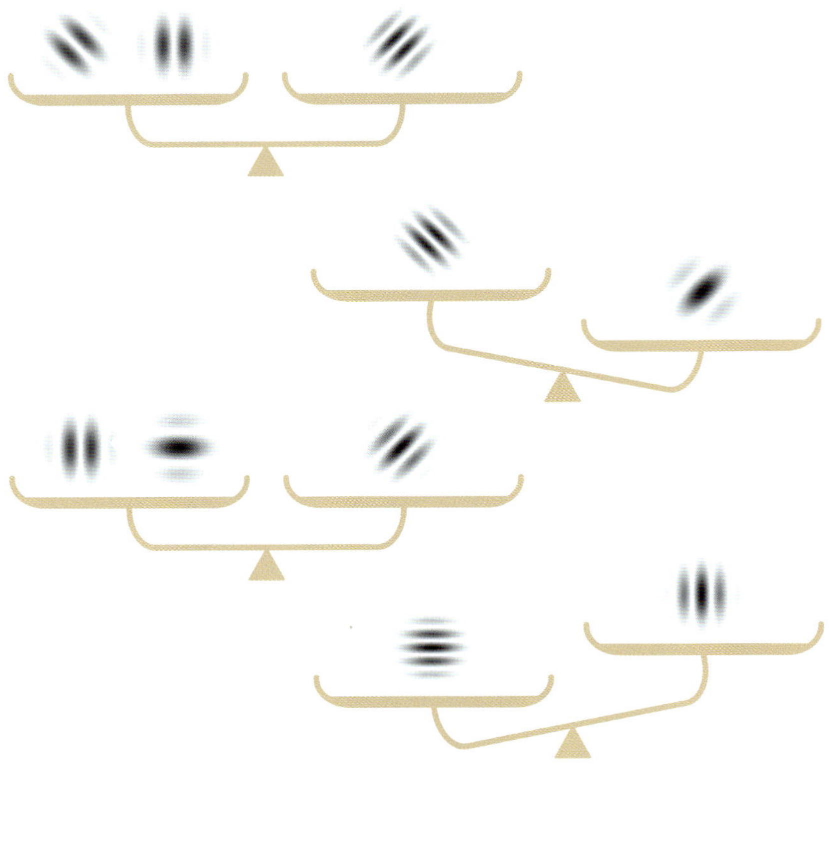

아래쪽 빈칸에 무거운 순서대로 1부터 5까지 순서를 매겨주세요.
같은 모양의 줄무늬는 회전해도 같은 무게입니다.

▶ 정답은 97쪽에

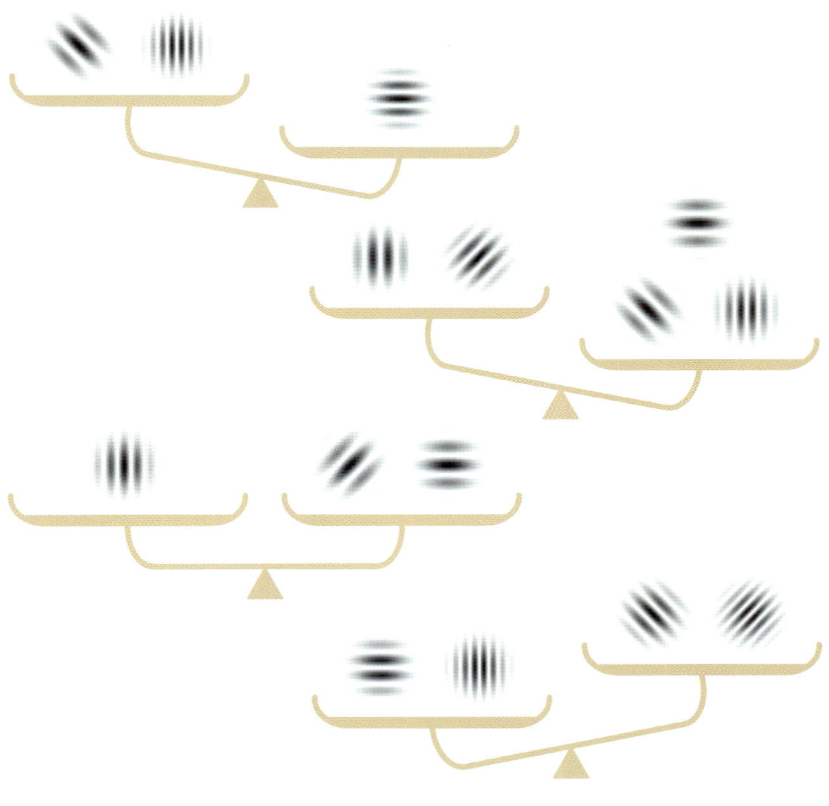

서로 모양이 다른 5개의 줄무늬가 하나씩 들어가도록 선으로 묶
어주세요.

▶ 정답은 98쪽에

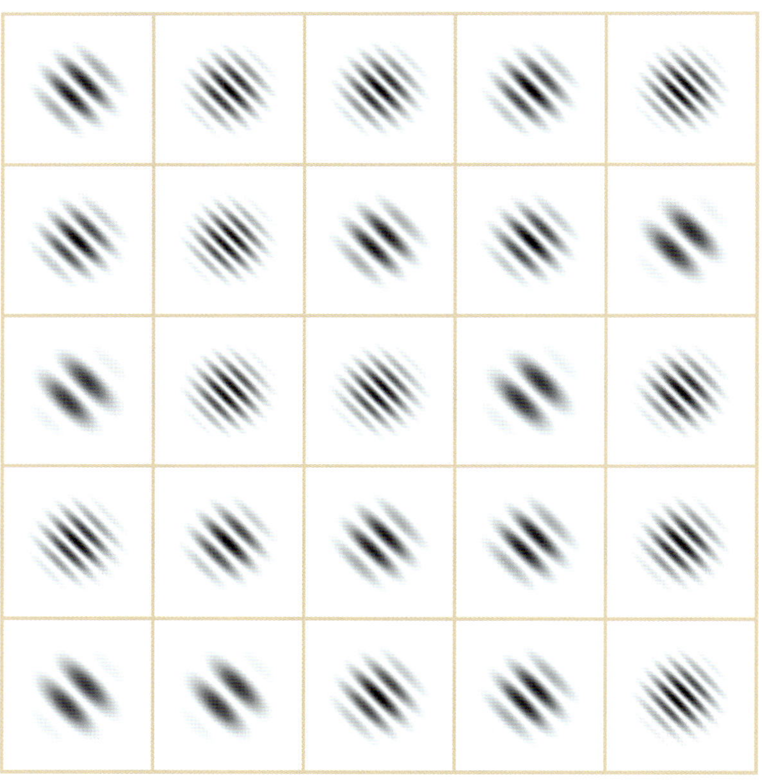

▶ 정답은 98쪽에

같은 줄무늬끼리 선으로 연결해주세요. 단, 한 칸은 한 번만 통과
할 수 있으며, 줄무늬 위는 통과할 수 없습니다.

▶ 정답은 98쪽에

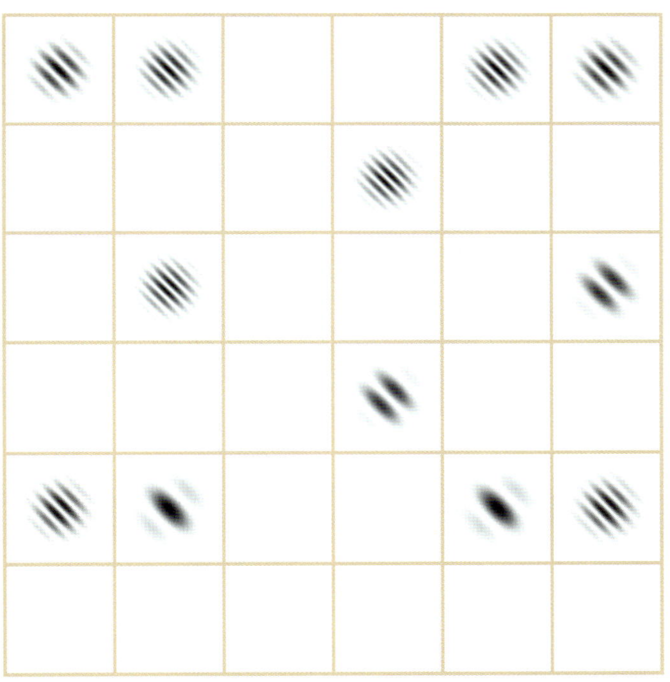

같은 줄무늬끼리 선으로 연결해주세요. 단, 한 칸은 한 번만 통과
할 수 있으며, 줄무늬 위는 통과할 수 없습니다.

▶ 정답은 98쪽에

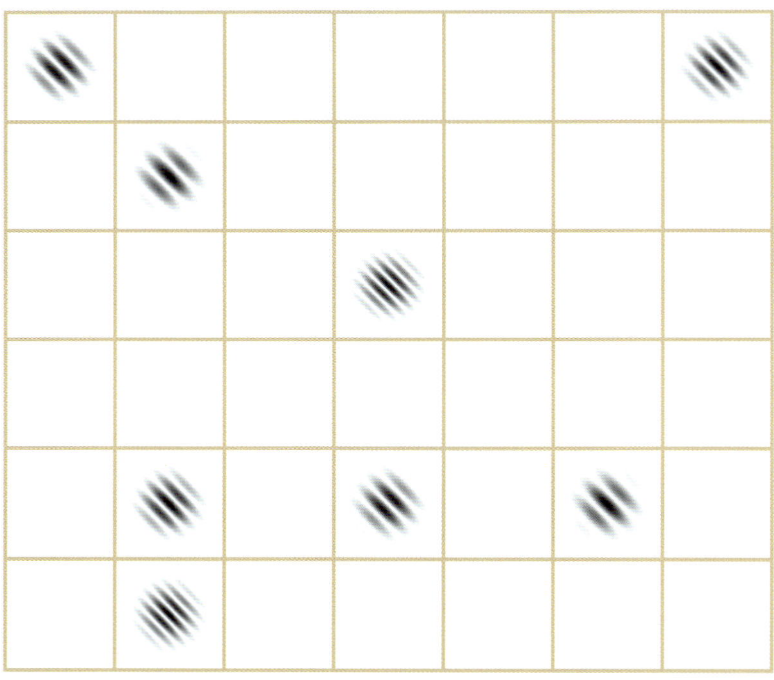

▶ 정답은 98쪽에

같은 줄무늬끼리 선으로 연결해주세요. 단, 한 칸은 한 번만 통과할 수 있으며, 줄무늬 위는 통과할 수 없습니다.

▶ 정답은 98쪽에

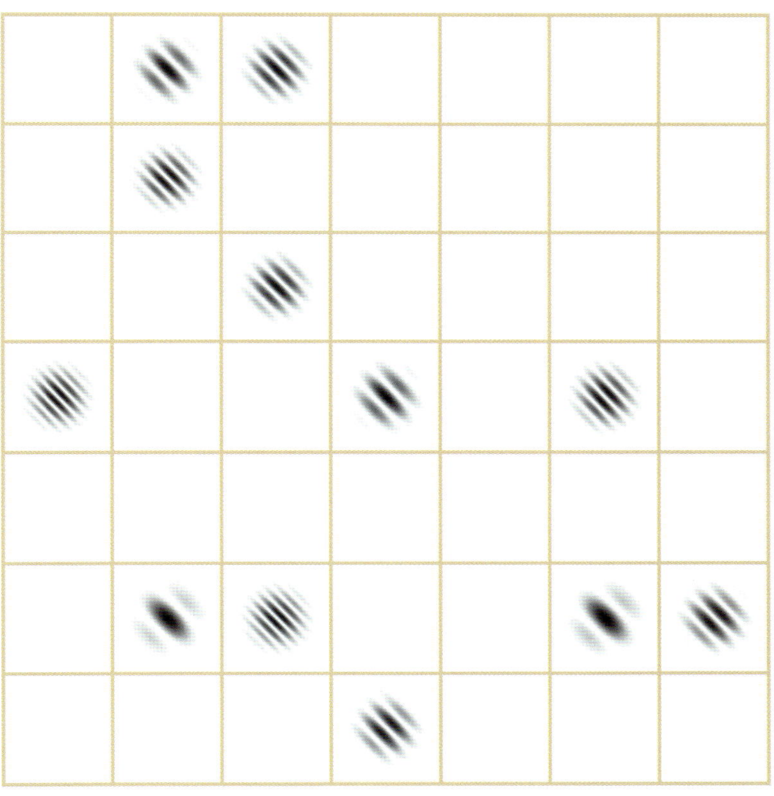

시작에서 도착까지 이동하세요. 이동하는 동안 각 블록에서는 2종류의 줄무늬를 같은 개수만큼 통과해야 합니다. 줄무늬는 좌우로 회전됐을 수 있습니다.

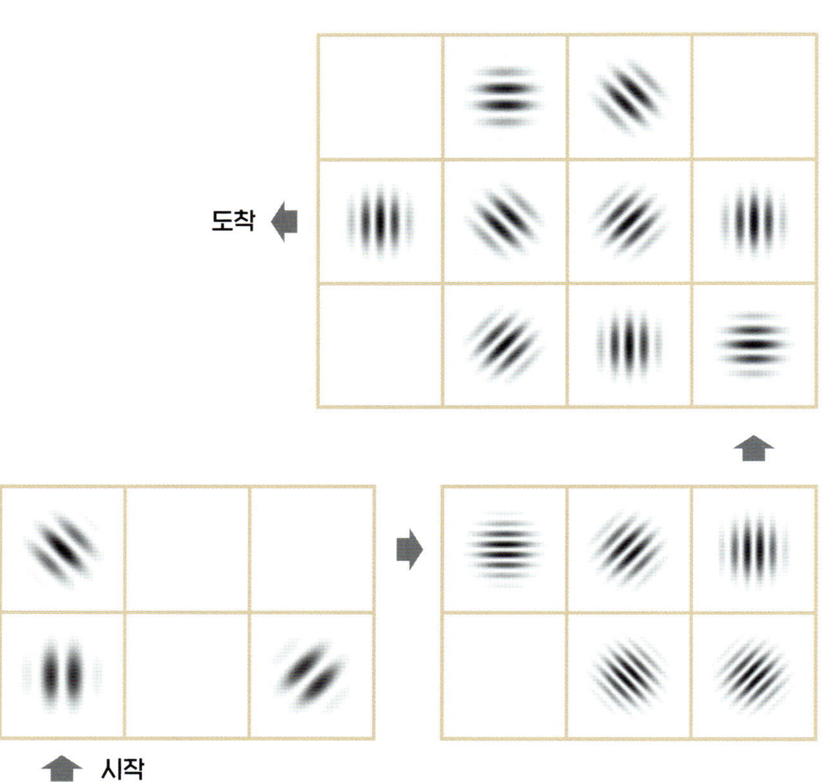

▶ 정답은 99쪽에

시작에서 도착까지 이동하세요. 이동하는 동안 각 블록에서는 2종류의 줄무늬를 같은 개수만큼 통과해야 합니다. 줄무늬는 좌우로 회전됐을 수 있습니다.

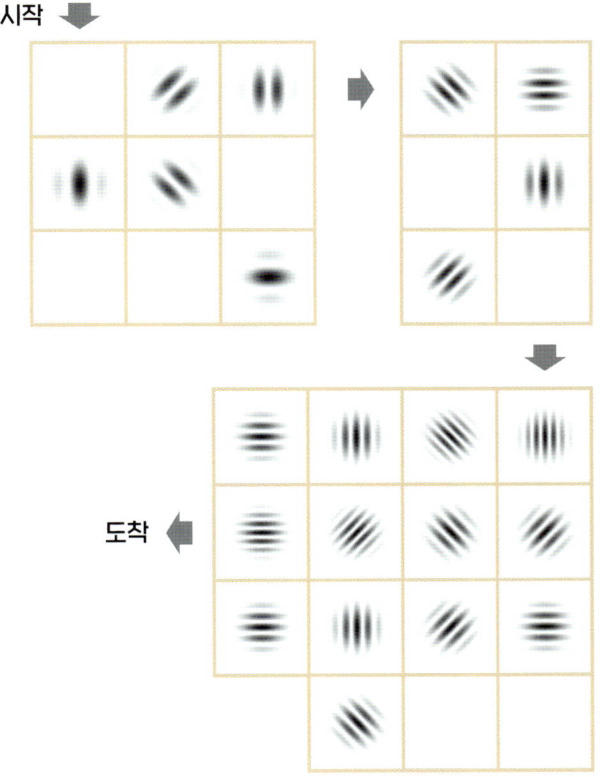

29일 차

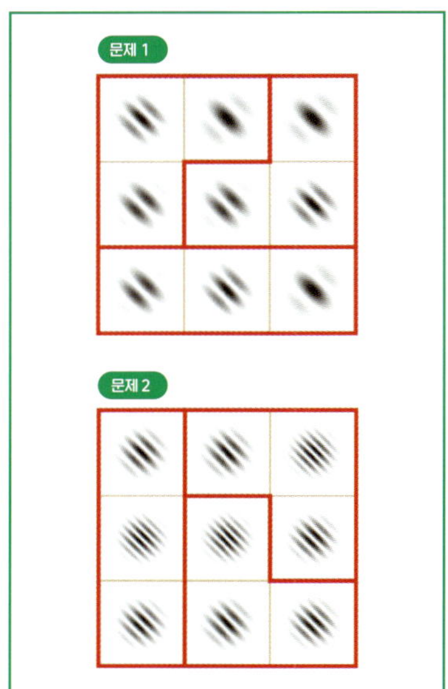

30일 차

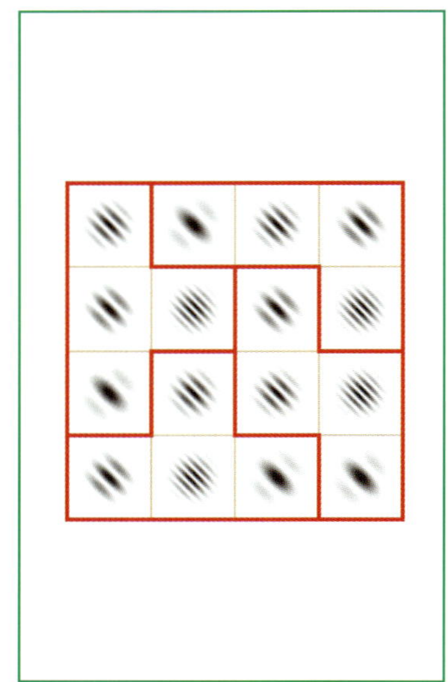

31일 차

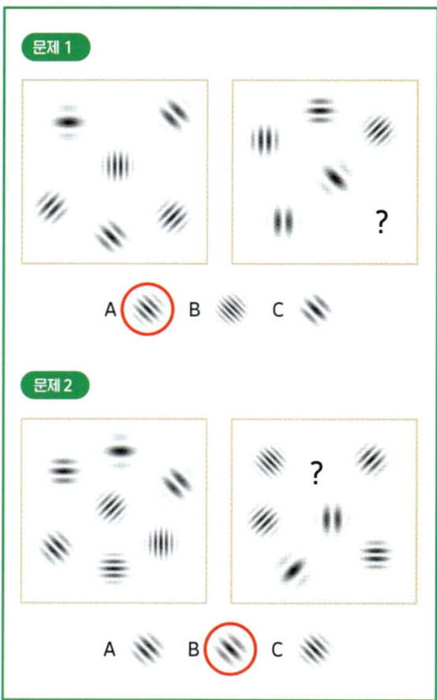

32일 차

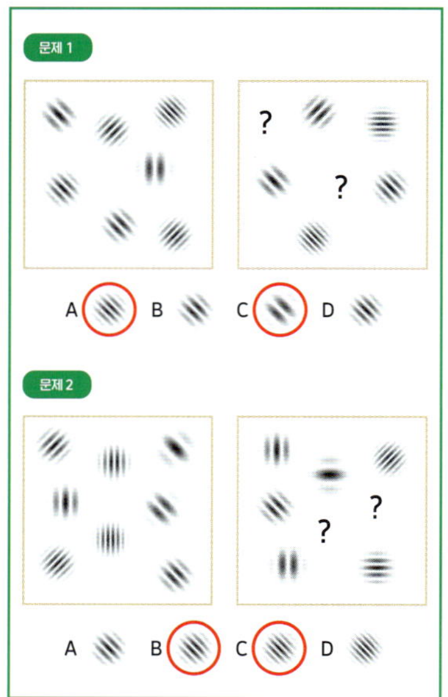

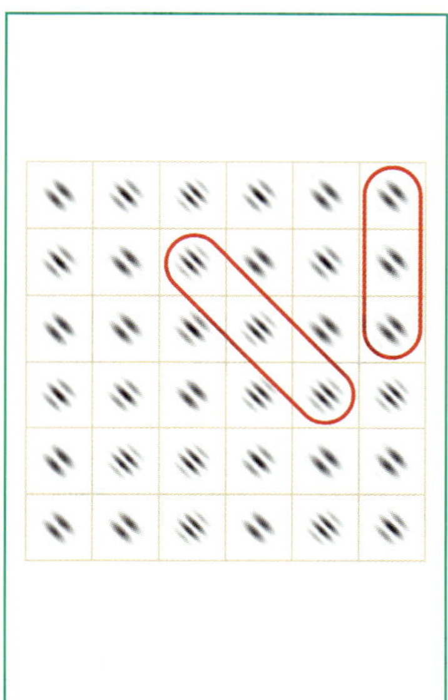

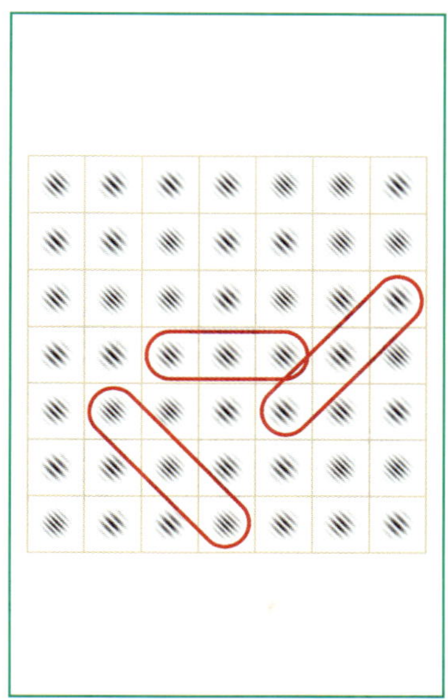

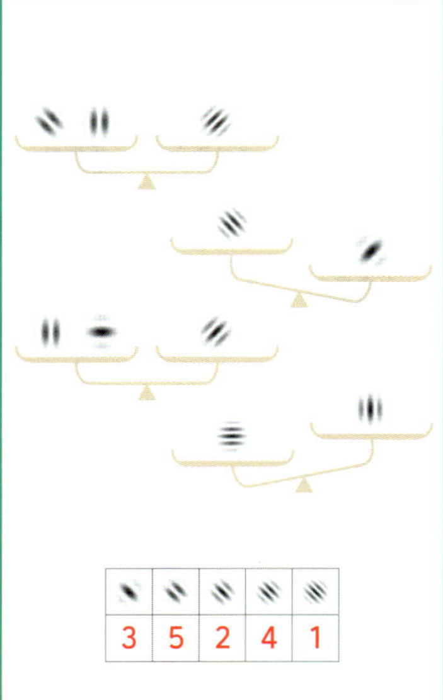

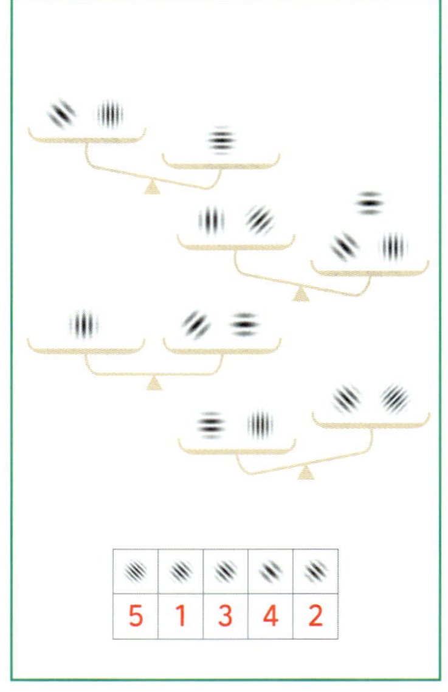

37일 차

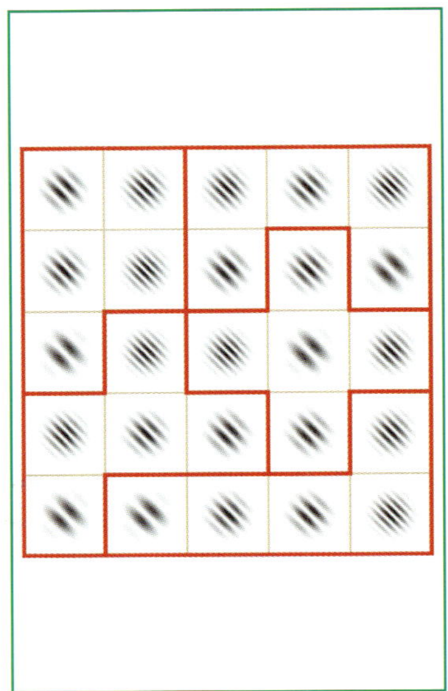

38일 차

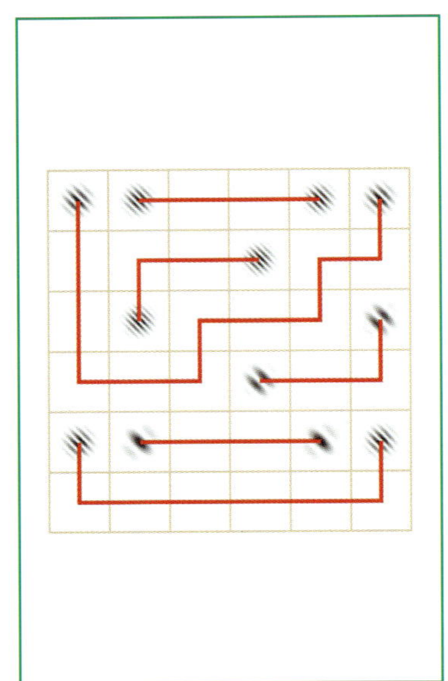

39일 차

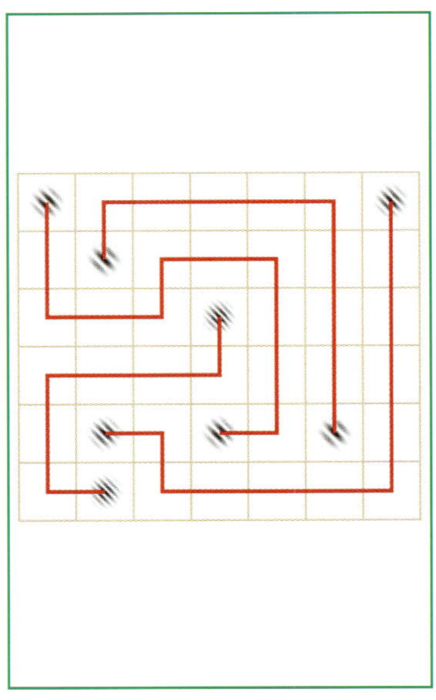

40일 차

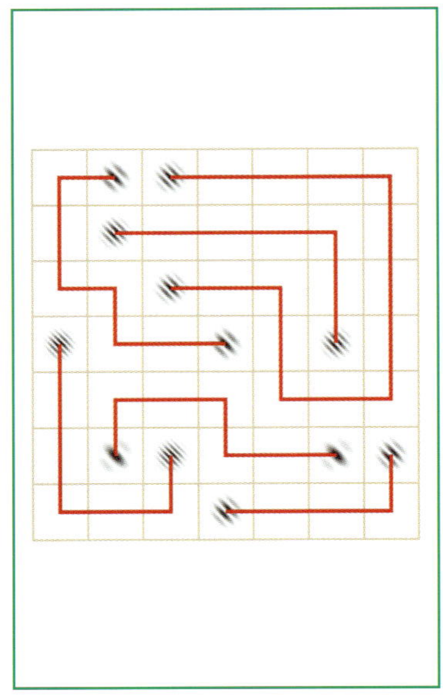

41일 차

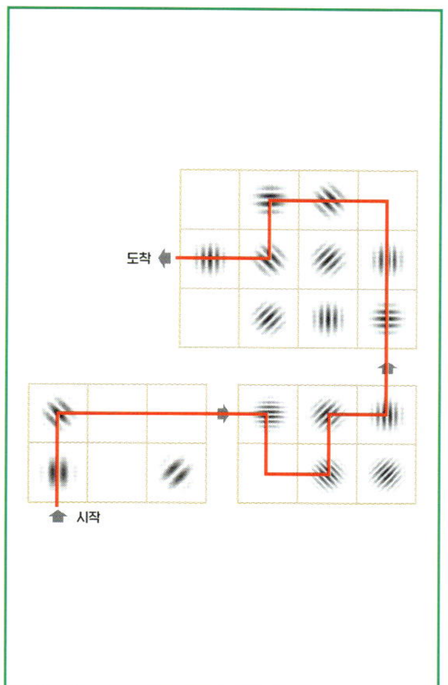

42일 차

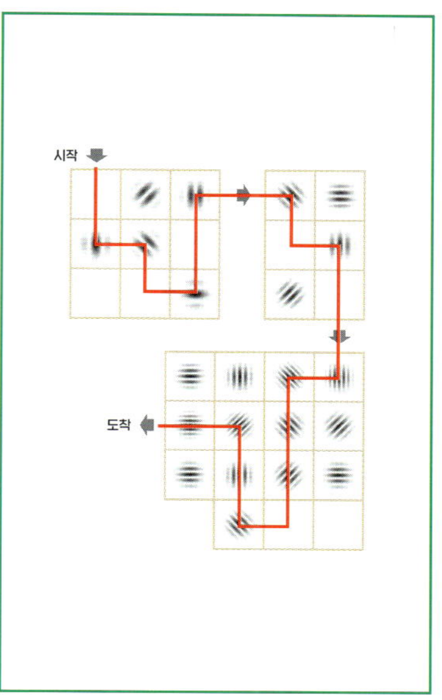

눈 건강을 위해서는
수분이 필수입니다!

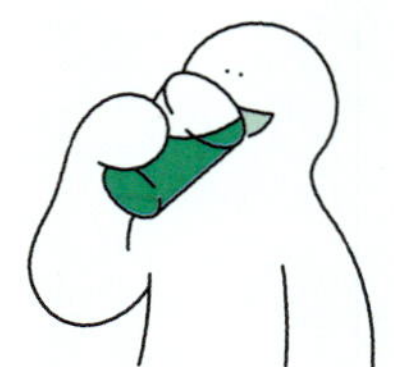

우리의 눈은 약간의 건조함이나 수분 부족에도 즉시 영향을 받는 섬세한 기관입니다. 시야의 선명함, 초점 조절의 용이함, 장시간 작업에도 피로하지 않은 상태는 촉촉한 환경에 의해 유지됩니다.

그 촉촉함의 핵심이 각막과 결막 표면을 덮고 있는 눈물막입니다. 아주 얇지만, 약 98퍼센트가 수분으로 이루어져 있어 깜빡일 때마다 눈 표면을 매끄럽게 정돈하고 이물질이나 세균으로부터 보호하는 투명한 장벽 역할을 합니다.

또한 눈물은 기름과 수분으로 이루어져 있습니다. 질 좋은 기름을 섭취하고 수분을 보충하는 것이 중요합니다. 다만 물을 한꺼번에 많이 마시는 것은 좋지 않습니다. 혈액 내 수분량이 급격히 증가하면 혈관 내압이 상승해 안압에도 영향을 줄 수 있으며, 녹내장

위험이 있는 분들에게는 시신경에 부담이 될 가능성이 있습니다.

수분 보충의 포인트

1. 자주 조금씩

한 번에 150~200밀리리터를 기준으로, 1시간 간격으로 목이 마르기 전에 나누어 섭취하세요. 난방이나 냉방 중인 실내, 비행기 안 등에서는 30~45분 간격으로 소량씩 보충하세요.

2. 카페인 과다 섭취 주의

카페인은 이뇨 작용을 촉진해 수분이 배출되기 쉽습니다. 물이나 보리차를 권장합니다.

3. 식사할 때도 수분을

국물이나 과일도 좋은 수분 공급원이 됩니다. 상온의 물은 위장에 부담 없이 흡수됩니다.

수분 보충은 안약처럼 즉각적인 효과를 주지는 않지만, 전신을 순환하며 눈에도 서서히 효과가 나타나는 관리 방법입니다. 수시로 물을 마셔 체내 수분 균형을 유지하는 것이 중요합니다.

Q 쉽게 풀리는 문제와 풀리지 않는 문제가 있습니다.

A 하루에 몇 문제를 풀든 괜찮으며, 풀지 못해도 문제없습니다. 중요한 것은 결과보다 집중해서 임하는 자세입니다.

Q 효과를 더 높이려면 어떻게 해야 할까요?

A 가보르 패치를 집중해서 바라보는 것 외에도, 뇌 기능이 향상되고 있다는 이미지를 떠올려보세요. "효과가 있을 것 같다!"는 긍정적인 마음으로 임하는 것이 도움이 됩니다.

Q 하루에 3분보다 더 오래 해도 괜찮을까요?

A 집중해서 3분만 해도 충분하지만, 가능하다면 10분 정도 진행하는 것이 좋습니다. 처음에는 무리하지 말고 약간 여유를 두고 마무리하는 것이 꾸준히 이어가는 데 도움이 됩니다.

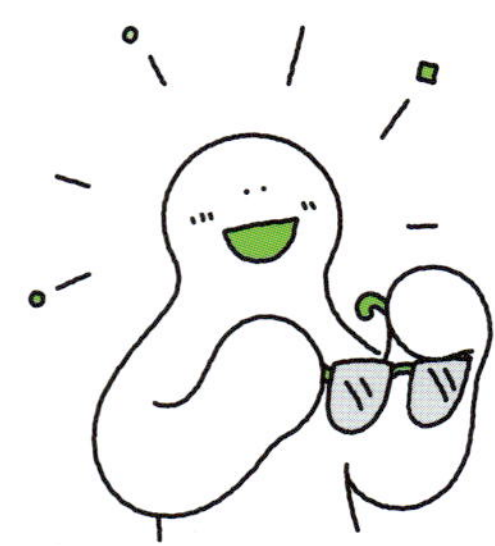

PART 4

7주 차 ~ 8주 차

가보르 아이 [심화편]

계속해서 중급~상급 문제에 도전합니다.
문제가 어렵게 느껴지면
이전 파트로 돌아가도 괜찮습니다.

예시

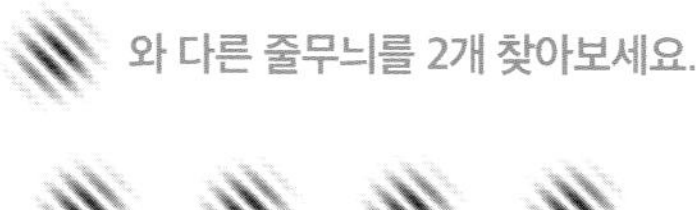

정답

줄무늬가 2개씩 그려진 카드들이 있습니다. 같은 무늬의 카드를
2장씩 지워나갔을 때 마지막에 남는 카드는 무엇일까요?

▶ 정답은 119쪽에

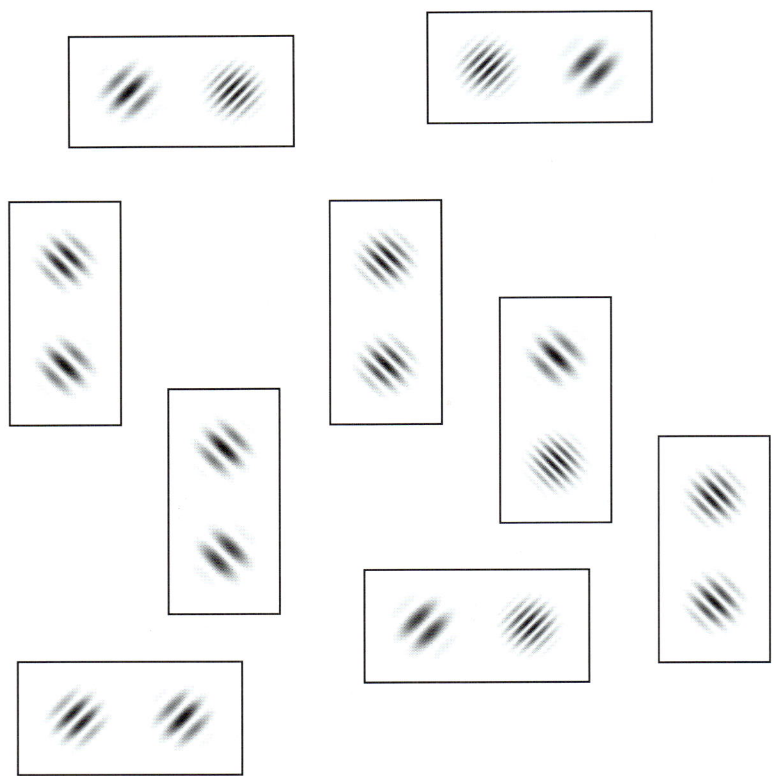

줄무늬가 2개씩 그려진 카드들이 있습니다. 같은 무늬의 카드를
2장씩 지워나갔을 때 마지막에 남는 카드는 무엇일까요?

▶ 정답은 119쪽에

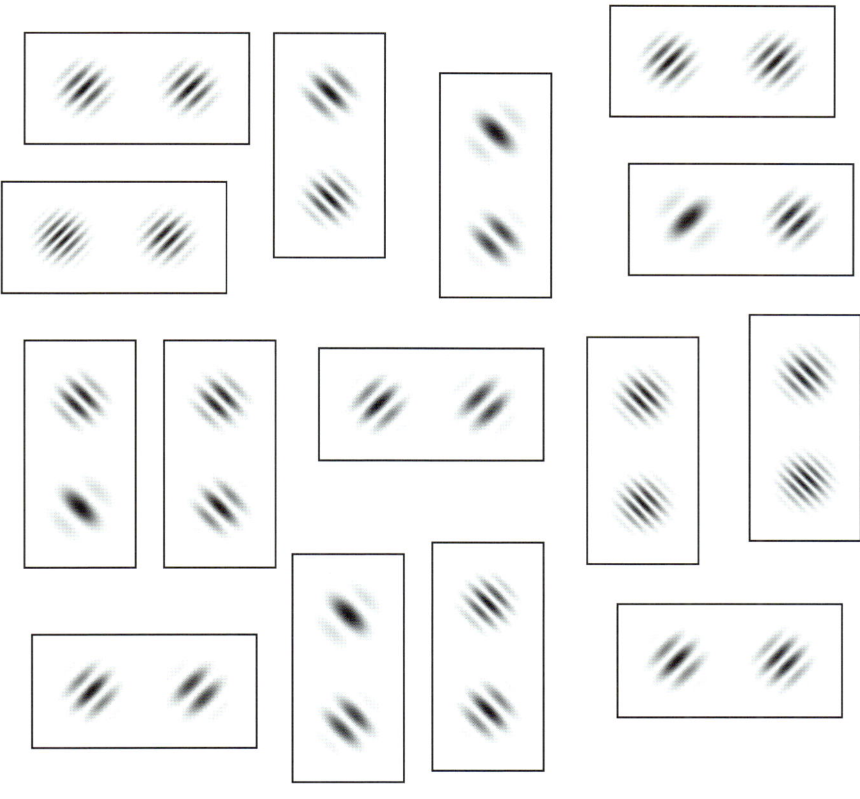

다음 2개의 줄무늬가 있는 칸을 모두 칠했을 때 완성되는 모양은
A~D 중 어느 것일까요?

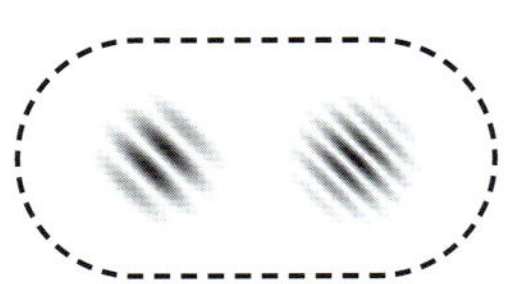

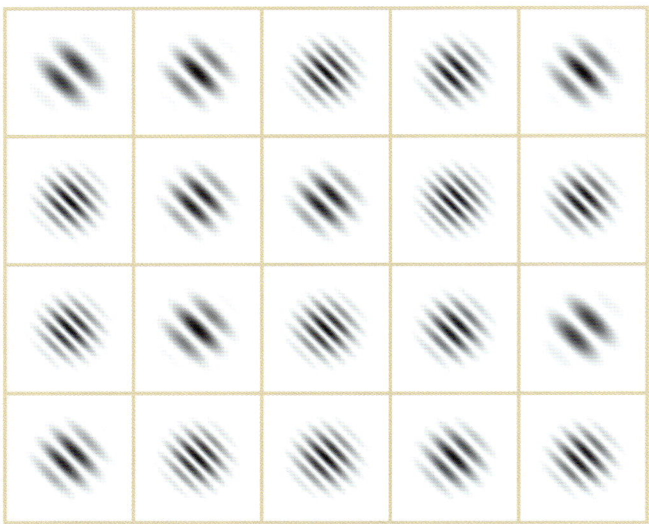

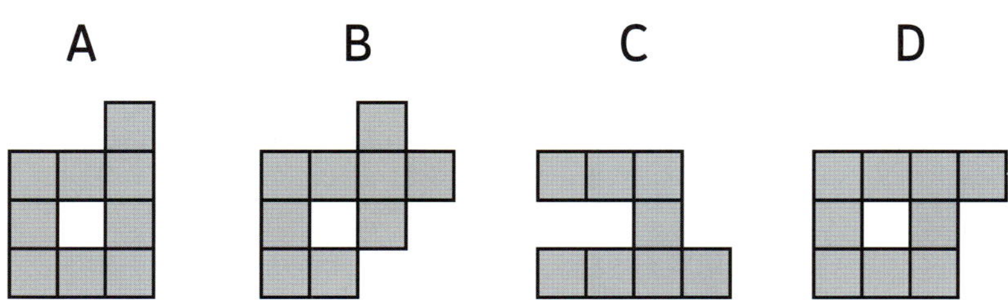

▶ 정답은 119쪽에

다음 2개의 줄무늬가 있는 칸을 모두 칠했을 때 완성되는 모양은
A~D 중 어느 것일까요?

▶ 정답은 119쪽에

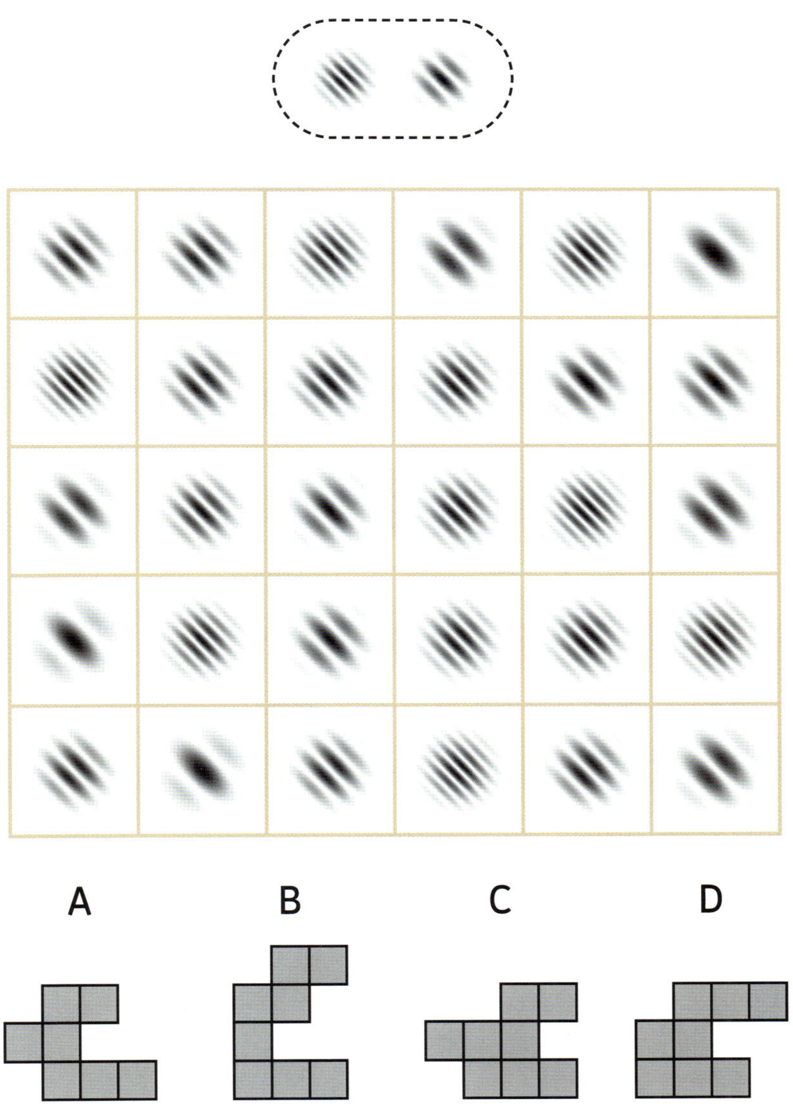

➡에서 시작해서 ⸨⸩ 박스 속 지시에 따라 움직이세요. A~E 중
어디에 도착하게 될까요?

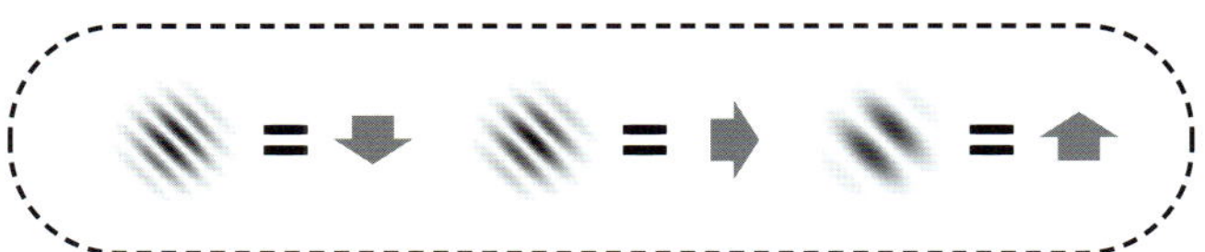

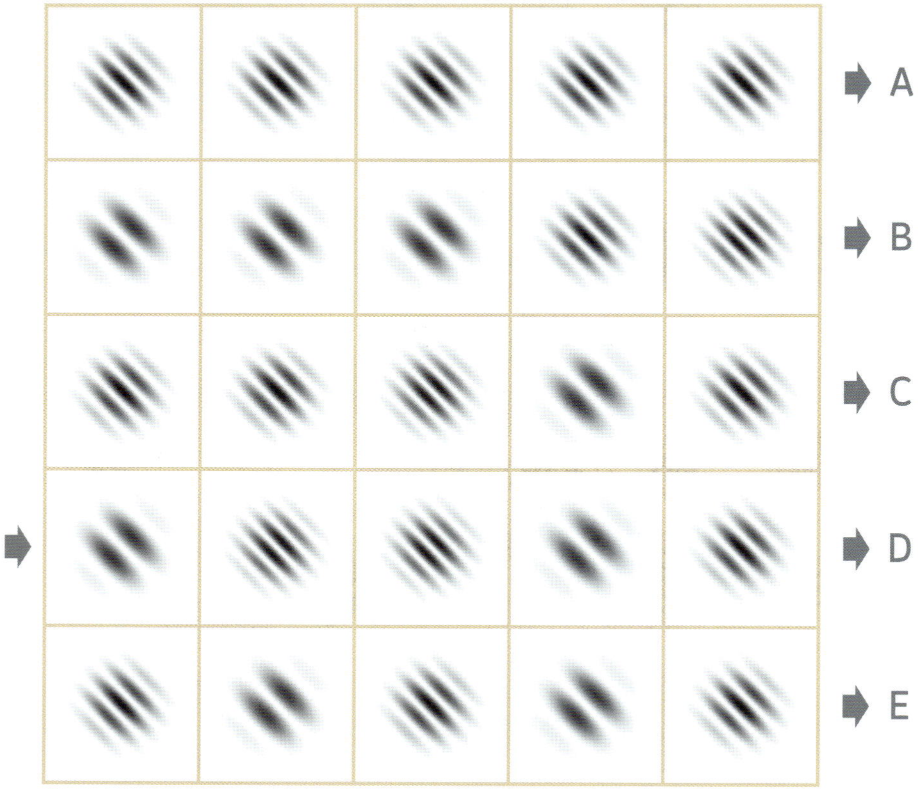

▶ 정답은 120쪽에

➡에서 시작해서 ⌐ ⌐ 박스 속 지시에 따라 움직이세요. A~F 중
어디에 도착하게 될까요?

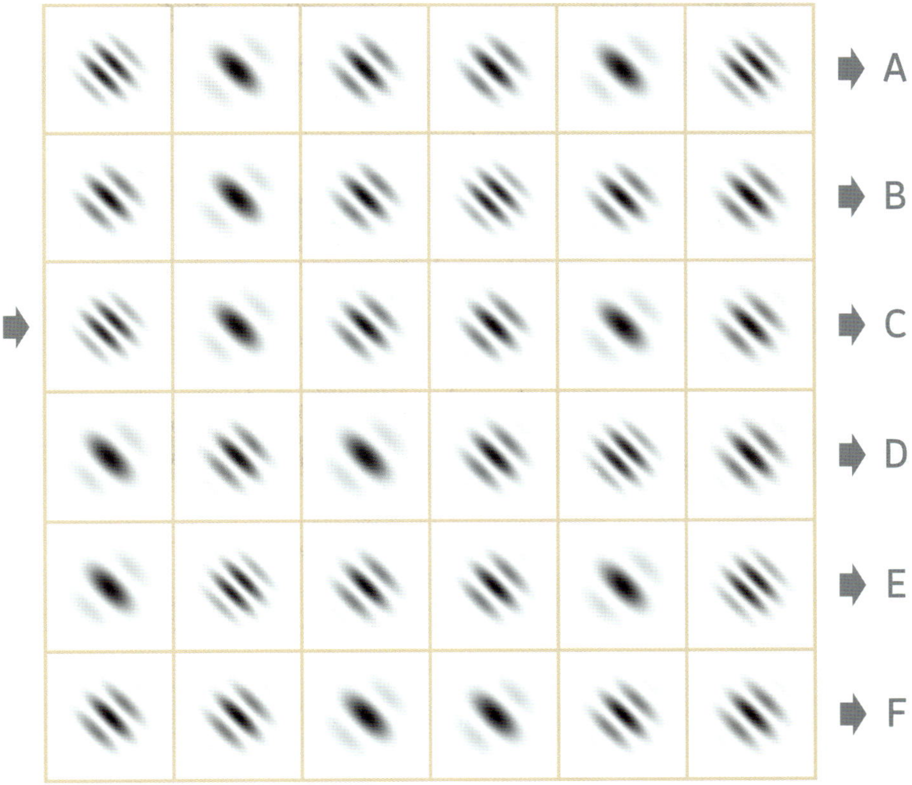

▶ 정답은 120쪽에

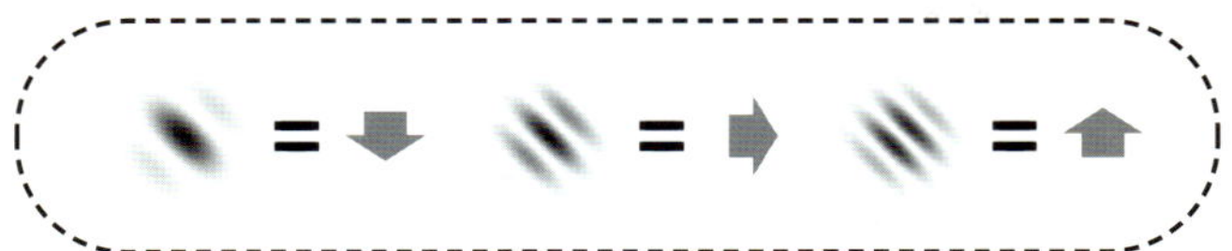

좌우 페이지에서 서로 다른 줄무늬가 있는 방향으로만 이동할
수 있습니다. A~G 중 어디에 도착할까요?

▶ 정답은 120쪽에

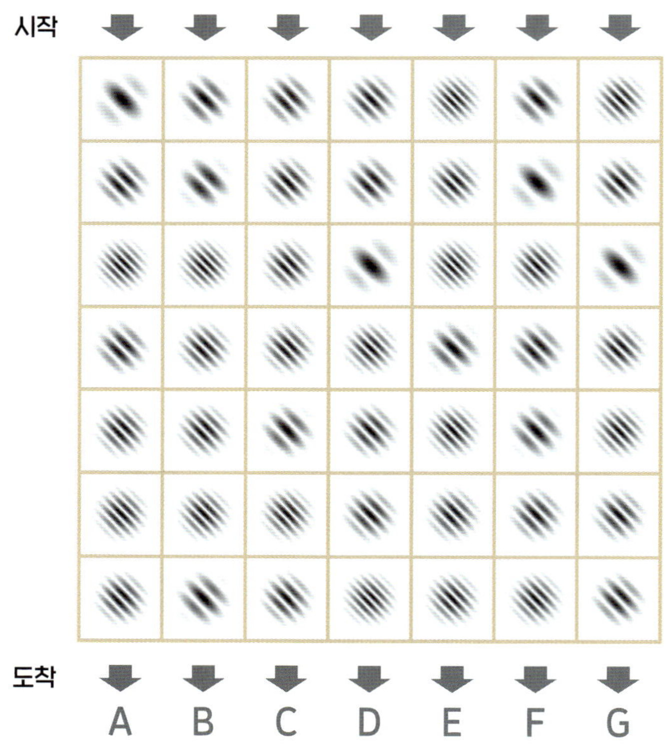

시작

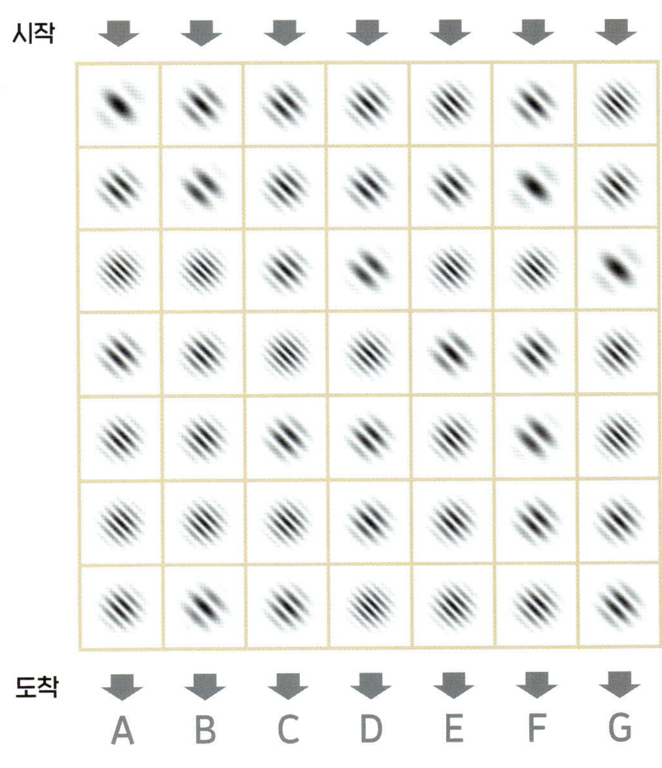

▶ 정답은 120쪽에

규칙에 따라 줄무늬가 배열되어 있습니다. ?가 있는 칸에는
A~D 중 어느 것이 들어갈까요?

▶ 정답은 121쪽에

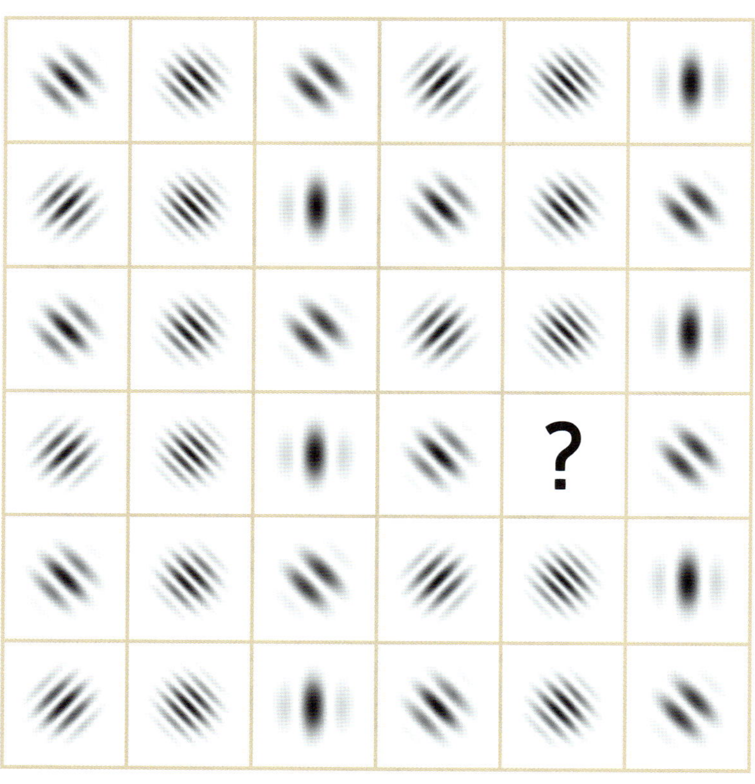

A 　　B 　　C 　　D 

규칙에 따라 줄무늬가 배열되어 있습니다. ?가 있는 칸에는
A~D 중 어느 것이 들어갈까요?

▶ 정답은 121쪽에

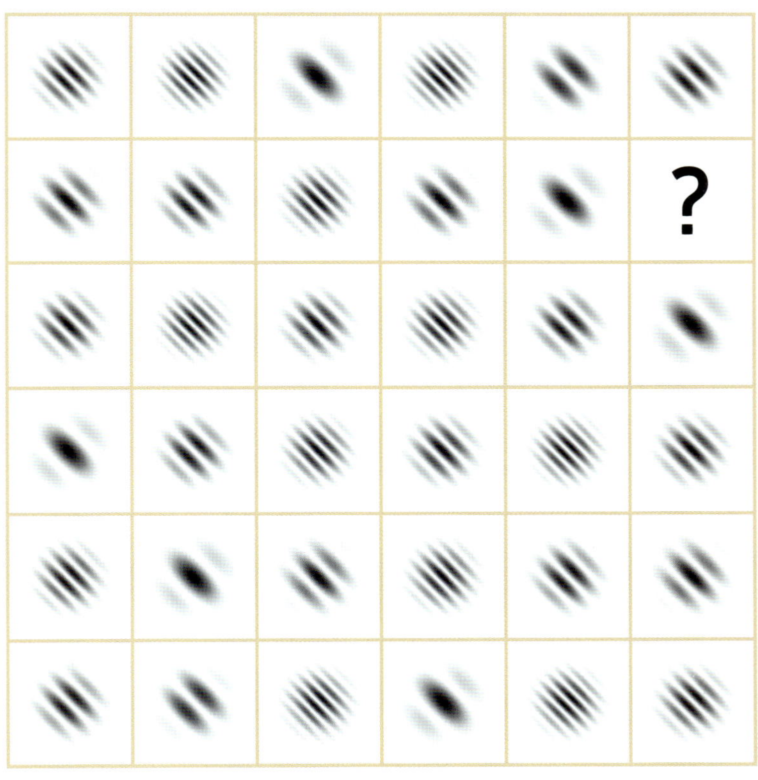

A~E의 회색 선 중 하나만 검은 선으로 바꾸면, 어느 줄무늬에서 시작하더라도 같은 줄무늬로 도착하게 됩니다. 어떤 선일까요?

▶ 정답은 121쪽에

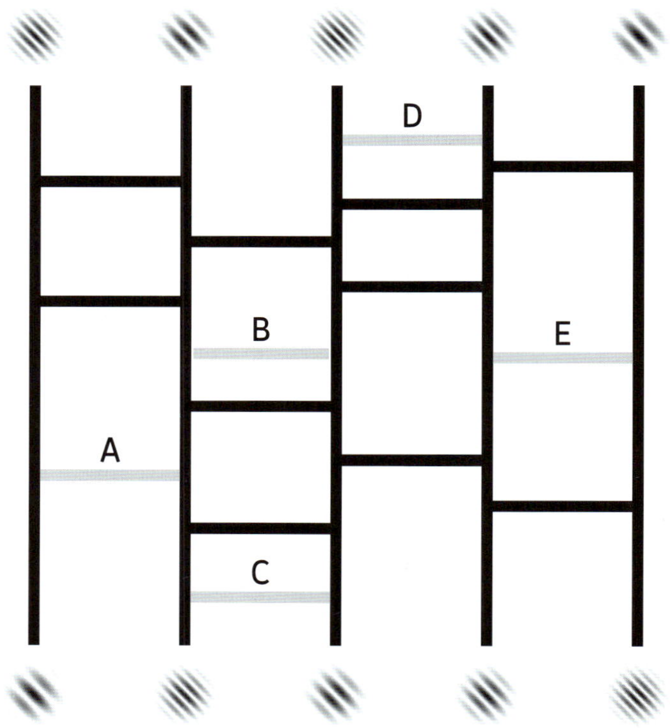

A~F의 회색 선 중 하나만 검은 선으로 바꾸면, 어느 줄무늬에서 시작하더라도 같은 줄무늬로 도착하게 됩니다. 어떤 선일까요?

▶ 정답은 121쪽에

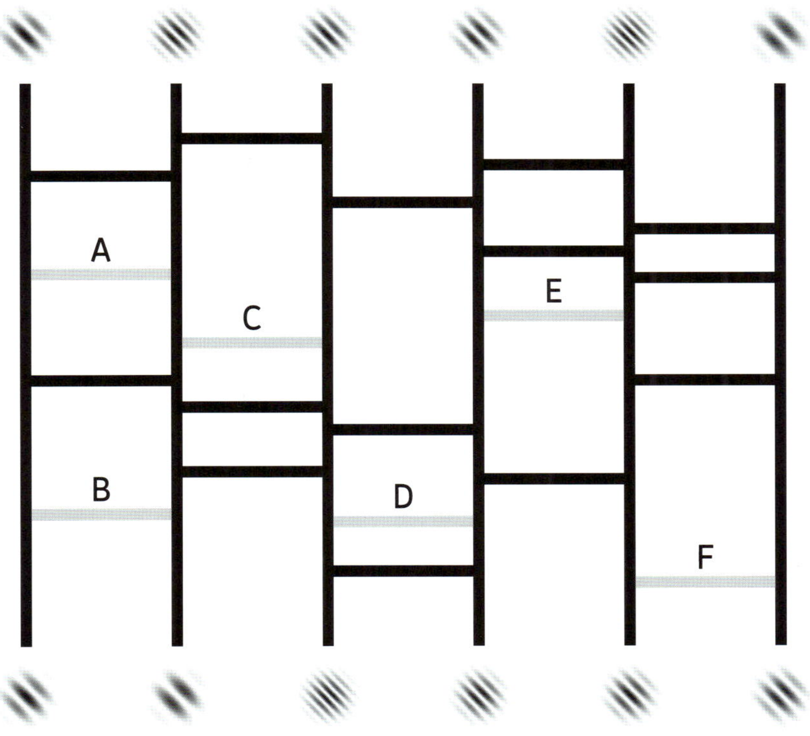

A~G의 회색 선 중 하나만 검은 선으로 바꾸면, 어느 줄무늬에서 시작하더라도 같은 줄무늬로 도착하게 됩니다. 어떤 선일까요?

▶ 정답은 122쪽에

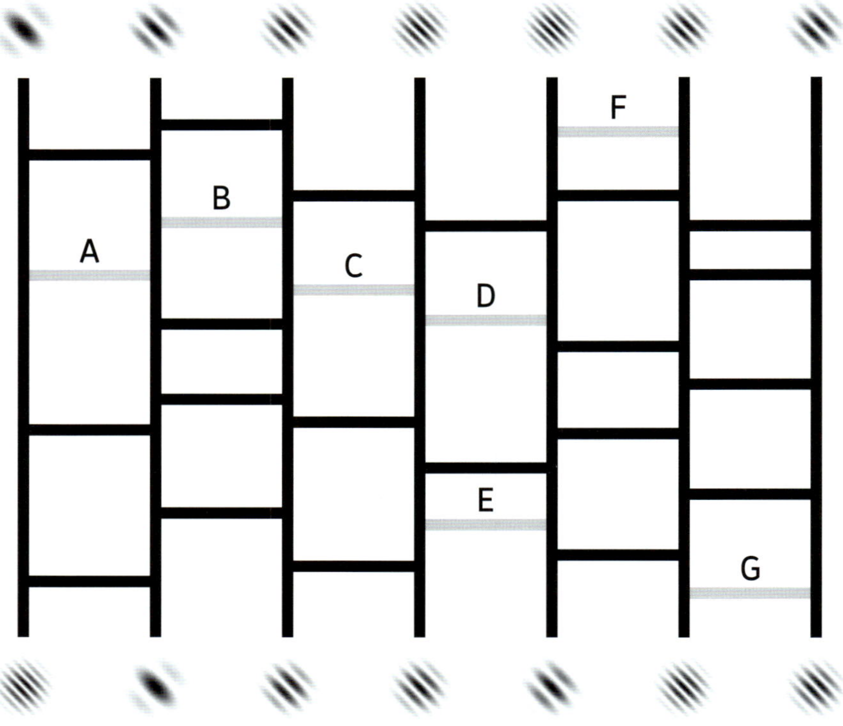

 와 다른 줄무늬 모양을 5개 찾아보세요.

▶ 정답은 122쪽에

아래에 3개의 보물이 숨겨져 있습니다. 아래 힌트를 통해 보물을 찾아보세요.

▶ 정답은 122쪽에

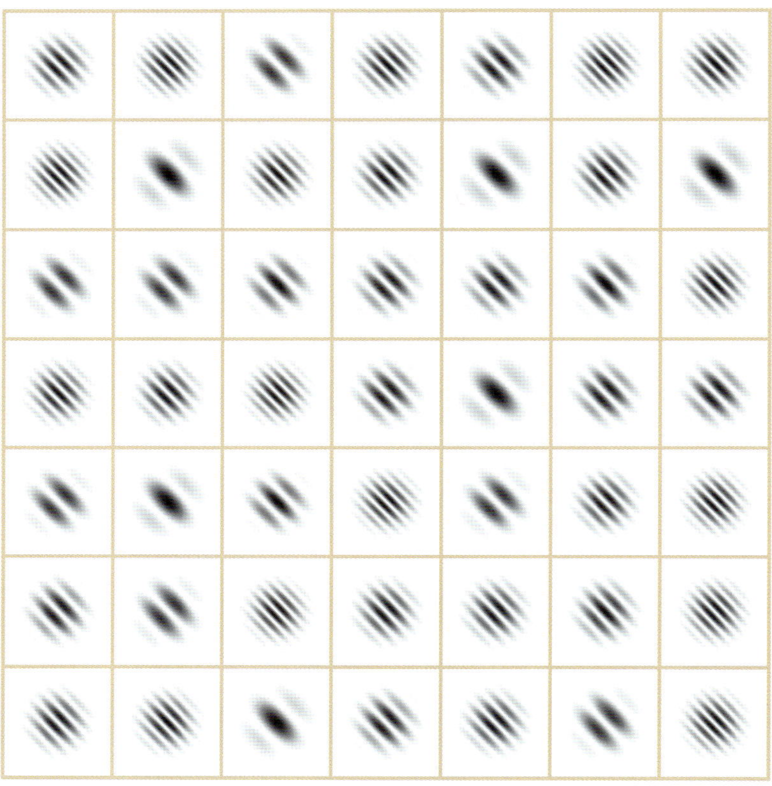

힌트

1. 첫 번째 보물 오른쪽에는 가 그려져 있습니다.

2. 두 번째 보물 바로 아래에는 가 그려져 있습니다.

3. 두 번째 보물에는 가 그려져 있지 않습니다.

4. 세 번째 보물 왼쪽에는 가, 바로 위에는 이 그려져 있습니다.

43일 차

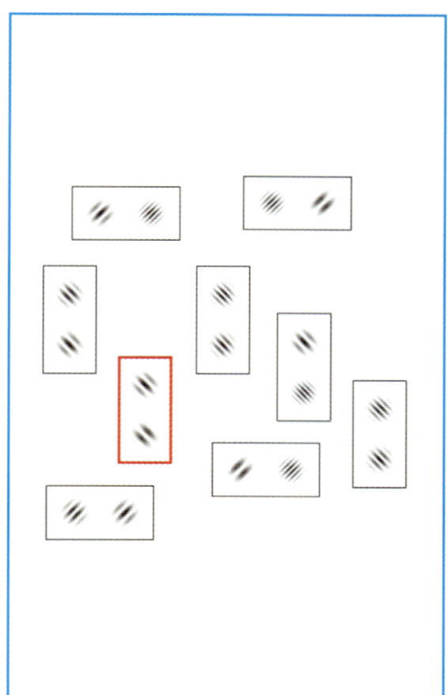

44일 차

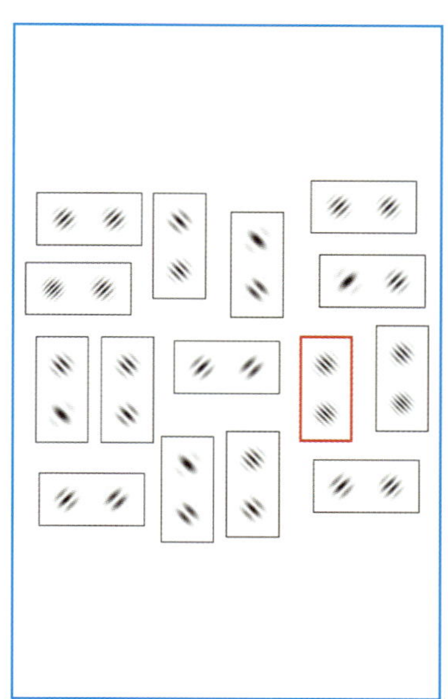

45일 차

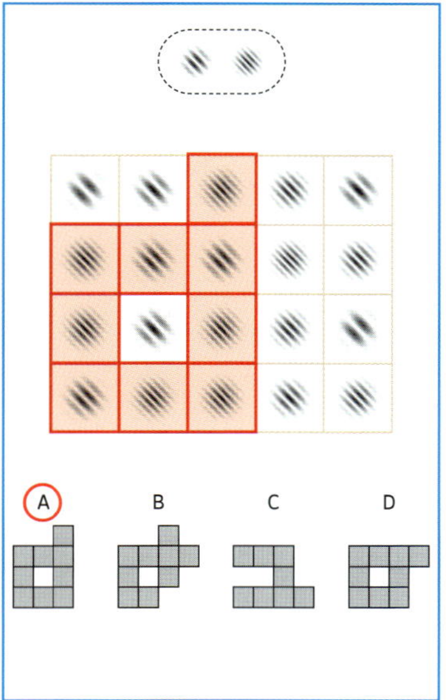

46일 차

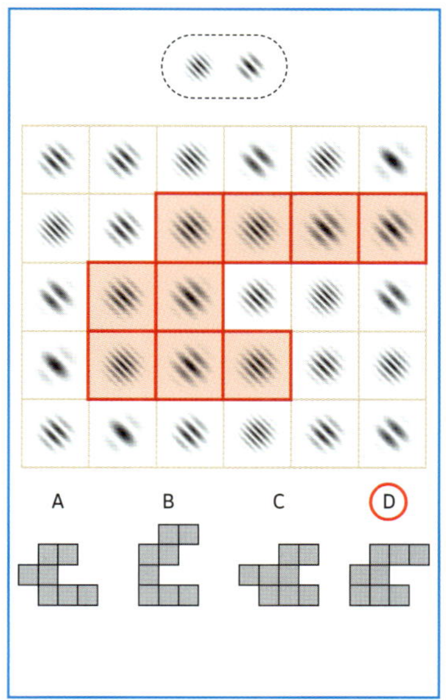

47일 차

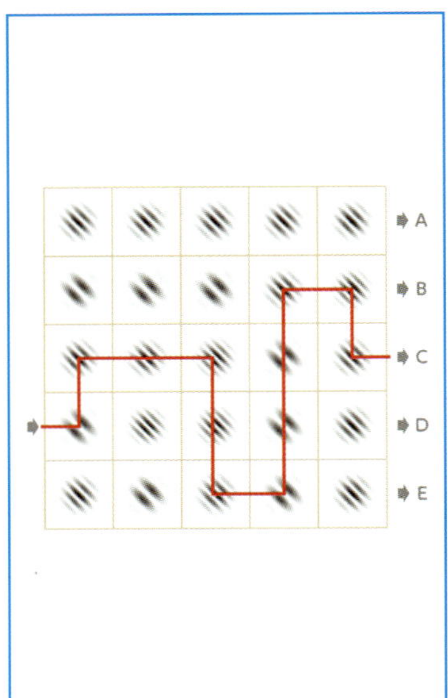

48일 차

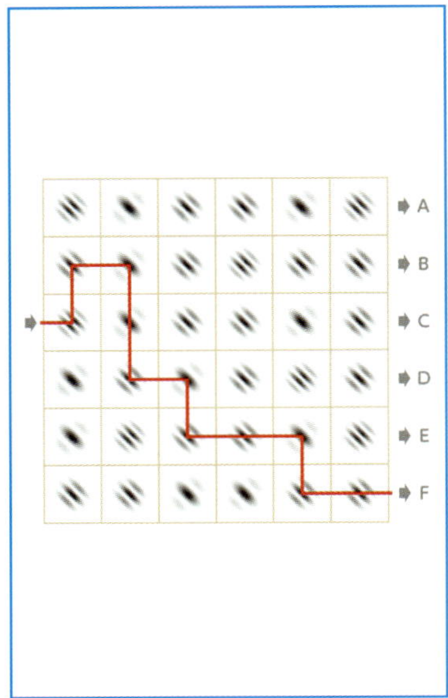

49일 차

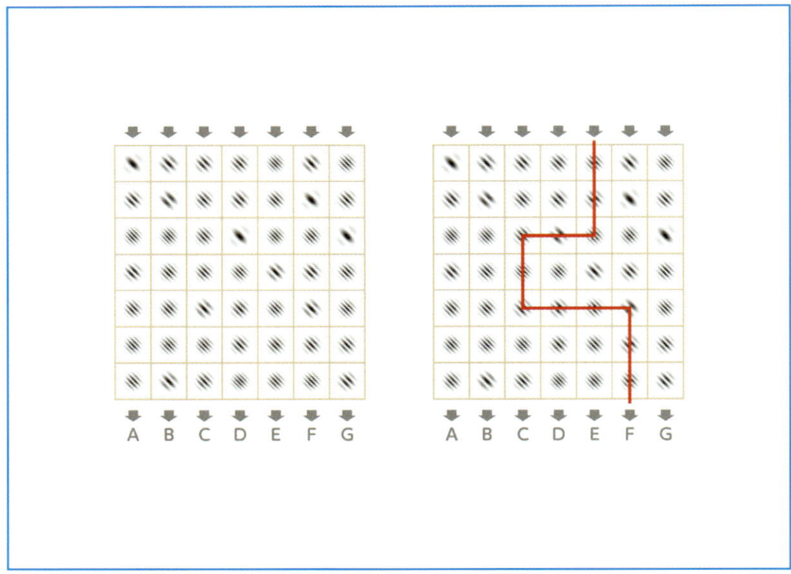

50일 차

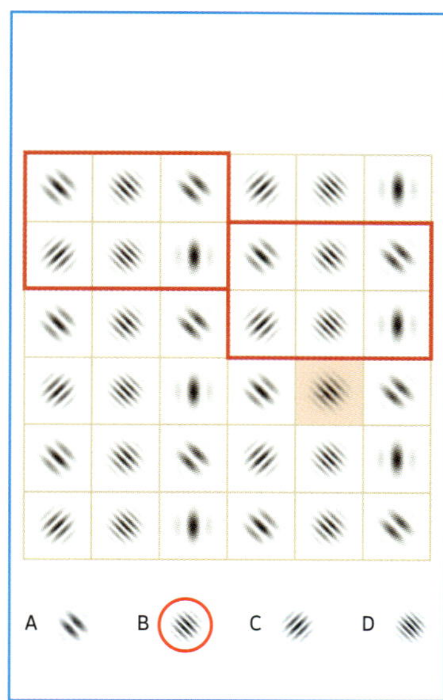

51일 차

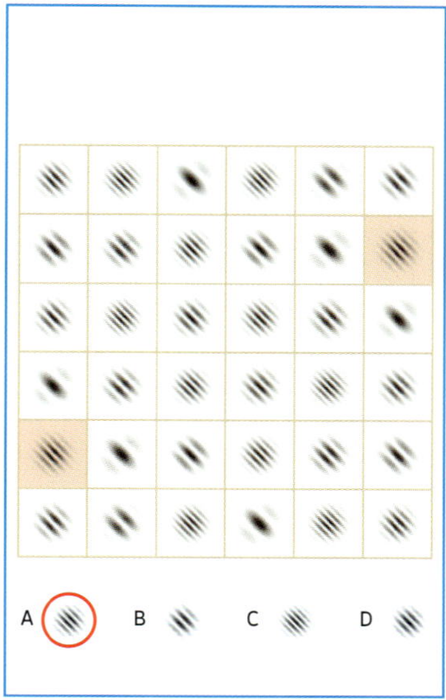

52일 차

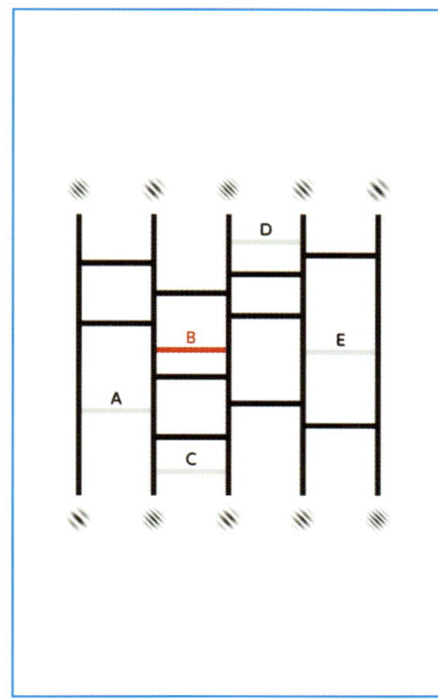

53일 차

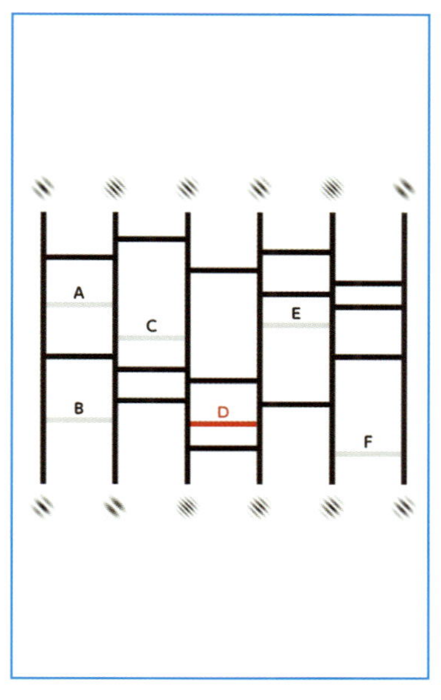

54일 차

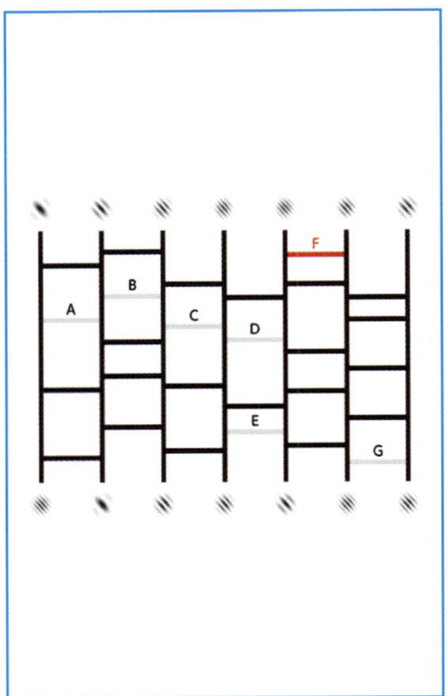

55일 차

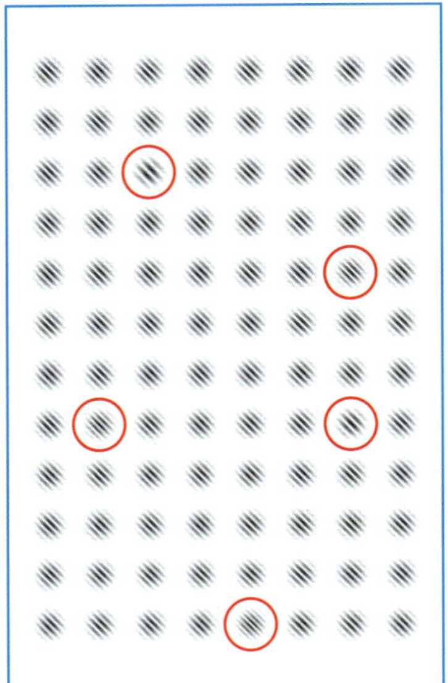

56일 차

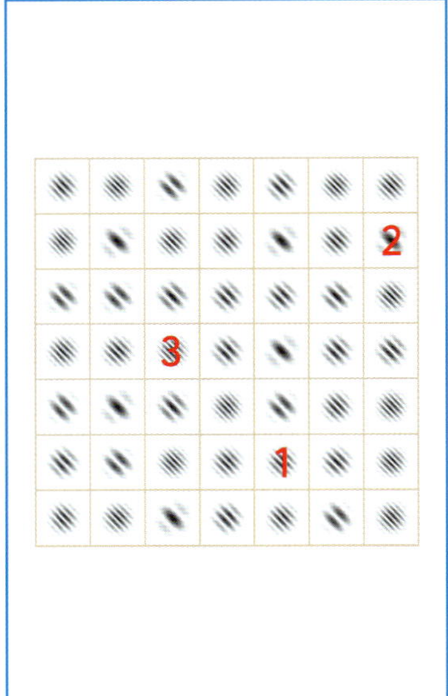

1시간에 3번은
천천히 눈을 깜빡이세요!

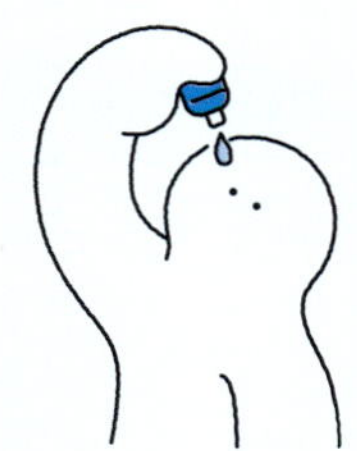

최근 눈이 건조하고, 이물감이 느껴지며, 쉽게 피로해지시나요? 이는 안구건조증이 원인일 수 있습니다. 컴퓨터나 스마트폰 등 전자기기를 일상적으로 사용하는 사람의 약 80퍼센트가 안구건조증 증상을 보인다고 알려져 있습니다. 전자기기 화면에서 나오는 미세한 빛과 작업 중 깜빡임이 줄어드는 것이 눈에 부담을 주기 때문입니다.

이때 특히 주목해야 할 것은 눈물의 질입니다. 많은 사람들이 '마르다 = 수분 부족'이라고 생각하지만, 실제로는 물과 기름의 균형이 깨진 경우가 대부분입니다. 눈꺼풀 가장자리에 있는 마이봄샘에서 눈물의 유분을 분비하는데, 이 성분이 눈물막을 보호하는 역할을 합니다. 하지만 마이봄샘이 막히거나 기능이 저하되면 기름

성분이 부족해지고, 눈물의 수분이 금방 증발해 안구건조증이 악화됩니다.

안구건조증 대책 실천법

1. 1시간에 3번은 천천히 눈을 깜빡이세요

눈 깜빡임은 눈을 건조함으로부터 보호하고 이물질을 제거하는 등 중요한 역할을 합니다.

2. 하루 10분, 따뜻하게 관리하세요

찜질 타월이나 시판 스팀 아이마스크를 활용하면 혈류가 촉진되고 마이봄샘의 유분 분비를 개선시켜줍니다.

3. 실내 습도를 50~60퍼센트로 유지하세요

가습기나 젖은 타월을 활용해 실내 습도를 높이고, 에어컨 바람이 직접 눈에 닿지 않도록 하는 것이 중요합니다.

4. 눈을 깜빡이기 쉬운 화면 환경을 조성하세요

화면을 시선보다 약간 아래에 두면 눈꺼풀이 자연스럽게 내려오면서 눈물의 증발을 줄일 수 있습니다.

가볍게 넘기기 쉬운 불편함도 그대로 두지 말고, 일상 속에서 따뜻하게 관리하는 습관을 들여보세요. 눈의 촉촉함을 지키는 데 큰 도움이 됩니다.

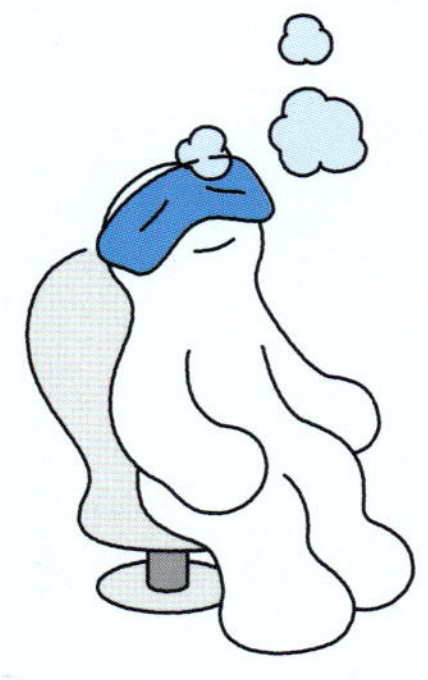

| 참고문헌 |

• Roberta Camilleri, Alessandro Pavan, Francesca Ghin, Giovanni Campana, *Improving myopia via perceptual learning: Is training with lateral masking the only (or the most) efficacious technique?*, Atten Percept Psychophys, 76(8): pp. 2485-2494, 2014.

• David S Durrie, Patrick S McMinn, *Computer-based primary visual cortex training for treatment of low myopia and early presbyopia*, Trans Am Ophthalmol Soc, 105: pp. 132-138, 2007.

• Uri Polat, *Making perceptual learning practical to improve visual functions*, Vision Res, 49(21): pp. 2566-2573, 2009.

• Uri Polat, Clifton Schor, Jason L Tong, Assaf Zomet, Maria Lev, Oren Yehezkel, Anna Sterkin, Dennis M Levi, *Training the brain to overcome the effect of aging on the human eye*, Sci Rep, 2: Article 278, 2012.

• David J DeLoss, Takeo Watanabe, George J Andersen *Improving vision among older adults: Behavioral training to improve sight*, Psychol Sci, 26(4): pp. 456-466, 2015.

• Anna Sterkin, Yoram Levy, Rachel Pokroy, Maria Lev, Liat Levian, Rani Doron, Oren Yehezkel, Moshe Fried, Yael Frenkel-Nir, Barry Gordon, Uri Polat, *Vision improvement in pilots with presbyopia following perceptual learning*, Vision Res, 141: pp. 229-237, 2017.

• Oren Yehezkel, Anna Sterkin, Maria Lev, Dennis M Levi, Uri Polat, *Gains following perceptual learning are closely linked to the initial visual acuity*, Sci Rep, 6: Article 25188, 2016.

• Bianca Huurneman, Fenneke N Boonstra, Rolf F A Cox, Ger van Rens, Antonius H N Cillessen, *Perceptual learning in children with visual impairment improves near visual acuity*, Invest Ophthalmol Vis Sci, 54(9): pp. 6208-6216, 2013.

• Bernhard A Sabel, Julia Gudlin, *Vision restoration training for glaucoma: A randomized clinical trial*, JAMA Ophthalmol, 132(4): pp. 381-389, 2014.

• Julia Gudlin, Ingo Mueller, Solon Thanos, Bernhard A Sabel, *Computer-based vision restoration therapy in glaucoma patients: A small open pilot study*, Restor Neurol Neurosci, 26(4-5): pp. 403-412, 2008.

• Bernhard A Sabel, Petra Henrich-Noack, Anton Fedorov, Carola Gall, *Vision restoration after brain and retina damage: The "residual vision activation theory"*, Prog Brain Res, 192: pp. 199-262, 2011.

• Monica Barollo, Giulia Contemori, Luca Battaglini, Alessandro Pavan, Carlo Casco, *Perceptual learning improves contrast sensitivity, visual acuity, and foveal crowding in amblyopia*, Restor Neurol Neurosci, 35(5): pp. 483-496, 2017.

• James Deveau, David J Ozer, Aaron R Seitz, *Improved vision and on-field performance in baseball through perceptual learning*, Curr Biol, 24(4): pp. R146-R147, 2014.

• Xiao-Yan Liu, Ya-Wen Zhang, Feng Gao, Fang Chen, Ji-Yan Zhang *Dichoptic perceptual training in children with amblyopia with or without patching history*, Invest Ophthalmol Vis Sci, 62(6): Article 4, 2021.

옮긴이 정혜주

서울여자대학교 일어일문학과와 한국외국어대학교 일본어 교육대학원에서 수학했다. 옮긴 책으로 《결국은, 자존감》,《진흙이 있기에 꽃은 핀다》,《돈과 인생의 진실》,《내가 있을 곳이 없다고 느낄 때》,《좋아하는 일만 하며 사는 법》,《말하지 않고 이기는 법》,《나에게는 지우고 싶은 기억이 있다》 등이 있다.

3분만 바라보면 눈이 밝아진다

2026년 5월 11일 초판 1쇄 발행

지은이 히라마쓰 루이   **옮긴이** 정혜주
펴낸이 이원주

책임편집 류지혜 **디자인** 윤민지
기획개발실 강소라, 김유경, 박인애, 고정용, 최연서
마케팅실 정주호, 권금숙, 양봉호, 신하은, 현나래, 박미진
디자인실 진미나, 정은예   **디지털콘텐츠팀** 최은정   **해외기획팀** 우정민, 배혜림, 정혜인
경영지원실 강신우, 김현우, 이윤재   **제작실** 이진영
펴낸곳 (주)쌤앤파커스   **출판신고** 2006년 9월 25일 제406-2006-000210호
주소 서울시 마포구 월드컵북로 396 누리꿈스퀘어 비즈니스타워 18층
전화 02-6712-9800   **팩스** 02-6712-9810   **이메일** info@smpk.kr

© 히라마쓰 루이(저작권자와 맺은 특약에 따라 검인을 생략합니다)
ISBN 979-11-24070-93-2 (03510)

쌤앤파커스(Sam&Parkers)는 독자 여러분의 책에 관한 아이디어와 원고 투고를 설레는 마음으로 기다리고 있습니다. 책으로 엮기를 원하는 아이디어가 있으신 분은 이메일 book@smpk.kr로 간단한 개요와 취지, 연락처 등을 보내주세요. 머뭇거리지 말고 문을 두드리세요. 길이 열립니다.